AF296338

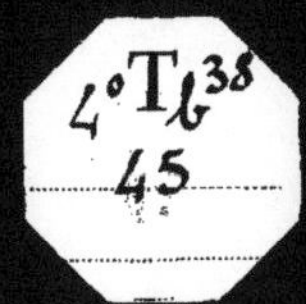

4° T b 38
45

FRAGMENTS

D'UN MÉMOIRE

Sur le temps durant lequel les jeunes animaux peuvent être, sans danger, privés de la respiration, soit à l'époque de l'accouchement, lorsqu'ils n'ont point encore respiré, soit à différents âges après leur naissance.

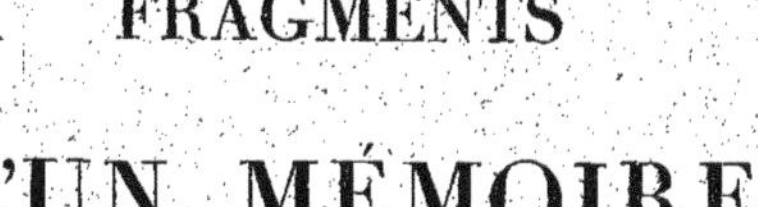

Par César LEGALLOIS,

MÉDECIN EN CHEF DE L'HOSPICE DE LA PRISON DE BICÊTRE, MEMBRE ADJOINT DE LA SOCIÉTÉ DES PROFESSEURS DE LA FACULTÉ DE PARIS, MEMBRE DE LA SOCIÉTÉ PHILOMATIQUE, ETC.

Imprimé sous les auspices de l'Académie royale des Sciences de l'Institut de France.

A PARIS,

IMPRIMERIE DE FIRMIN DIDOT FRÈRES,

IMPRIMEURS DE L'INSTITUT DE FRANCE,

RUE JACOB, N°. 24.

1834.

FRAGMENTS
D'UN MÉMOIRE

Sur le temps durant lequel les jeunes animaux peuvent être, sans danger, privés de la respiration, soit à l'époque de l'accouchement, lorsqu'ils n'ont point encore respiré, soit à différents âges après leur naissance.

PAR César LEGALLOIS,

MÉDECIN EN CHEF DE L'HOSPICE DE LA PRISON DE BICÊTRE, MEMBRE ADJOINT DE LA SOCIÉTÉ DES PROFESSEURS DE LA FACULTÉ DE PARIS, MEMBRE DE LA SOCIÉTÉ PHILOMATIQUE, ETC.

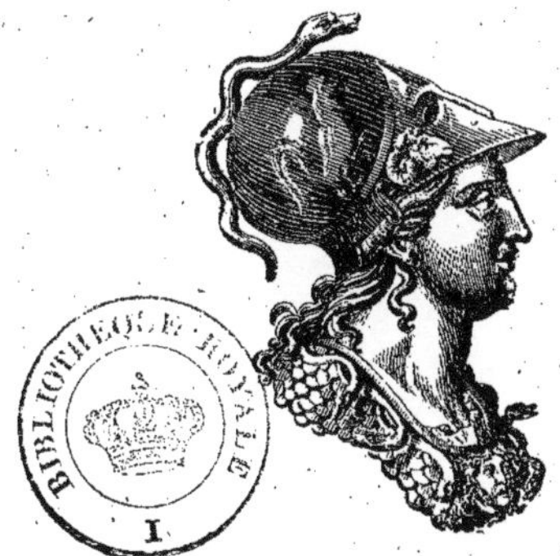

A PARIS,

DE L'IMPRIMERIE DE FIRMIN DIDOT FRÈRES,

IMPRIMEURS DE L'INSTITUT, RUE JACOB, N° 24.

1834.

INSTITUT DE FRANCE.

ACADÉMIE ROYALE DES SCIENCES.

Nous soussignés, nommés par l'Académie pour surveiller l'impression de l'ouvrage de feu Legallois, intitulé : *Fragments d'un Mémoire sur le temps durant lequel les jeunes animaux peuvent être, sans danger, privés de la respiration, soit à l'époque de l'accouchement, lorsqu'ils n'ont point encore respiré, soit à différents âges après leur naissance* (impression votée par l'Académie), CERTIFIONS que la présente édition, qui a été faite sous nos yeux, est entièrement conforme au manuscrit original de l'auteur, déposé et conservé au secrétariat de l'Institut.

Fait à Paris, le 15 septembre 1834.

Signé : GEOFFROY SAINT-HILAIRE, SERRES et FLOURENS.

FRAGMENT

D'UN MÉMOIRE

NOTE PRÉLIMINAIRE.

Je n'offrirai dans cette lecture que la partie expérimentale de mon travail, sans autre introduction qu'une notice des expériences faites avant moi par différents auteurs sur le sujet que je traite. Ce n'est pas à une Société comme celle devant laquelle j'ai l'honneur de parler (1), qu'il est besoin de rappeler les doutes et les opinions opposées qui existent encore sur le temps qu'un fœtus peut survivre à sa mère, sur les effets de la compression du cordon ombilical, etc., ni combien il importe à la pratique des accouchements, à la médecine légale et à la physiologie que toutes ces incertitudes soient dissipées. Tous ses membres connaissent d'ailleurs le Mémoire plein d'érudition que M. Thouret a publié sur cette matière. J'ai tâché, dans un travail qui dure depuis près de deux ans, de remplir le vœu qu'exprime ce savant, à la fin de son Mémoire, de la voir éclaircie par des expé-

______

(1) Société de la Faculté de médecine.

I

riences directes sur les animaux. Mais je ne me suis pas borné à ce qui concerne le fœtus qui n'a point encore respiré; j'ai embrassé le fameux problème de Harvey, dans sa totalité.

On sait que cet illustre Anglais avait proposé aux physiologistes d'expliquer pourquoi un fœtus séparé de sa mère, et dont la respiration n'a point encore commencé, peut sans danger, en supporter la privation pendant quelques heures, et pourquoi il ne peut plus s'en passer un instant, dès qu'il a fait une seule inspiration : « *Id problema proposuit Har-* « *veius*, dit Haller, *et varii viri variis modis conati sunt sol-* « *vere.* »

Mes expériences ont été faites sur quatre espèces d'animaux; les lapins, les cochons d'Inde, les chats et les chiens. Mon travail est divisé en autant de parties, dont chacune, consacrée à une seule espèce, est sous-divisée en deux sections, lesquelles se rapportent aux deux membres du problème de Harvey. Dans la première section, je recherche quel est le temps durant lequel le fœtus à terme peut se passer de respirer, à dater du moment où il a cessé de communiquer avec sa mère, soit dans le cas où l'un et l'autre se trouvaient d'ailleurs en parfaite santé, au moment de cette cessation, soit dans celui où le fœtus a éprouvé divers accidents, soit enfin dans celui où la mère elle-même a essuyé des affections plus ou moins graves. Dans la deuxième section, je considère ce que devient avec l'âge la faculté, déterminée dans la première, qu'avait le fœtus naissant de se passer un certain temps de respirer, et quels sont les changements survenus dans l'organisation, à mesure que cette faculté s'évanouit.

Dans un travail subséquent, je reprendrai les résultats que m'auront fournis ces quatre espèces d'animaux, je tâcherai d'en déterminer la loi, et enfin j'examinerai jusqu'à quel point l'uniformité d'organisation et les meilleures observations recueillies jusqu'ici en permettent l'application à l'espèce humaine.

OBSERVATION

D'UN

HYDROTHORAX DANS UN FOETUS A TERME,

SUIVIE

DE RÉFLEXIONS SUR LE TEMPS QU'UN ENFANT NOUVEAU-NÉ PEUT VIVRE
SANS RESPIRER.

MADAME Leb***, âgée d'environ 30 ans, et demeurant rue Tibo-
thodé, a presque toujours été malheureuse dans ses grossesses.
De neuf enfants qu'elle a eus dans l'espace de dix ans, quatre
seulement sont venus vivants, et de ces quatre il n'y en a que
deux qui survivent : les deux autres sont morts, l'un au bout
de 7 jours (il était né à 8 mois); l'autre au bout de quelques
heures (il était né à 7 mois). Tous les autres, hors celui dont
je viens de parler, sont venus morts vers le terme de 3,
de 4 et au plus tard de 6 mois. Madame Leb*** était enceinte pour la neuvième fois; elle s'était mieux portée pendant cette grossesse que pendant aucune autre; elle était parfaitement à terme, suivant son compte, lorsqu'elle fut prise
des douleurs de l'enfantement, le 17 mai 1805. Elle avait
éprouvé quelques douleurs la nuit précédente; mais le travail
ne fut bien déclaré que vers les neuf heures du matin; il
était dans toute sa force à midi, et à une heure moins un

quart, madame Leb*** était délivrée sans que l'accouchement eût été compliqué d'aucun accident. Seulement, aussitôt que la tête fut sortie, je reconnus que le cordon ombilical faisait deux tours sur le cou de l'enfant, mais si peu serrés qu'ils admettaient le doigt avec la plus grande facilité. La section dut en être faite pour que l'issue du reste du corps pût avoir lieu. Distrait par cette petite opération, qui ne permettait aucun retard, je ne pris pas assez garde aux battements du cordon pour être sûr de les avoir sentis.

Lorsque l'enfant fut dégagé, il ne manifesta aucun mouvement. Le sang suintait, mais ne jaillissait pas du cordon; au bout de quelques minutes je crus devoir l'arrêter par une ligature. Dix minutes après, ayant coupé le cordon au-dessous de la ligature, le suintement reparut lentement, puis s'arrêta tout-à-fait après avoir fourni environ deux cuillerées à café de sang. Tous les autres moyens conseillés pour rappeler les nouveau-nés à la vie furent tentés, mais inutilement, pendant plusieurs heures. Cet enfant, qui était du sexe masculin, était d'ailleurs aussi volumineux et aussi bien conformé que le sont ordinairement les enfants à terme. La mère l'avait encore senti remuer très-distinctement, moins de vingt-quatre heures avant sa naissance; enfin l'officier de santé, chargé de visiter les cadavres, déclara qu'il était mort en naissant.

Mais quelle était donc la cause d'une mort si étrange; ou, en d'autres termes, quelle était celle qui n'avait pas permis que cet enfant continuât de vivre hors le sein de sa mère? Madame Leb***, quoiqu'ayant de l'embonpoint et jouissant d'une assez bonne santé, a la poitrine délicate; ses deux sœurs et son père sont morts phthysiques; son frère est menacé de la même maladie. Ces circonstances, jointes aux nombreuses fausses-couches de cette dame, étaient pour moi de nouveaux motifs de désirer l'ouverture du cadavre. Je la fis vingt-quatre heures après l'accouchement. L'ouverture n'offrit rien de remarquable ; la peau était d'un rouge violet partout, mais principalement à la vue. A peine le scalpel eut-il pénétré dans un des côtés de la poitrine que le liquide jaillit par l'ouverture ; pareille chose eut lieu de l'autre côté. Enfin après avoir enlevé le sternum, je trouvai que les deux plèvres étaient entièrement remplies d'une eau transparente et dont la couleur était rougeâtre ; je n'en mesurai pas la quantité, mais il suffit de dire qu'excepté l'espace occupé par les poumons, lesquels étaient réduits à un très-petit volume, tout le reste de la capacité de chaque plèvre était occupé par le liquide. Le cœur, les gros vaisseaux, ni le thymus ne présentèrent rien de particulier, non plus que les viscères abdominaux. Le cerveau, naturellement fort mou à cet âge, me parut l'être plus que de coutume et comme infiltré.

Il est très-possible que cet enfant vivait encore au moment de sa naissance ; mais il est certain que la nature avait marqué là le terme de son existence, puisqu'il était impossible que ses poumons se développassent. A la vérité, l'état pathologique dans lequel il était a pu aussi contribuer à la promptitude de cette mort, abstraction faite de l'obstacle invincible que cet état mettait à la respiration. Mais si on fait attention que cet hydrothorax n'avait pas empêché cet enfant de vivre dans le sein de sa mère et de s'y développer si parfaitement qu'il était impossible de le soupçonner avant l'ouverture, il paraîtra fort surprenant qu'il n'ait pas pu survivre au moins quelques heures à l'accouchement. On est donc toujours ramené à cette question : Combien de temps un enfant nouveau-né, ou plus généralement encore, combien de temps un enfant dont la circulation par le cordon ombilical est interceptée, peut-il vivre sans le secours de la respiration ?

NOTICE

DES

EXPÉRIENCES FAITES PAR DIFFÉRENTS AUTEURS,

RELATIVES

AU TEMPS DURANT LEQUEL LES FOETUS DES ANIMAUX QUI NE COMMUNIQUENT
PLUS AVEC LEUR MÈRE PEUVENT VIVRE SANS RESPIRER.

Je ne citerai pas seulement dans cette Notice les expériences faites à dessein de déterminer cette survie des fœtus, mais encore celles qui, quoique dirigées vers un autre but, y ont quelque rapport.

Les premiers essais remontent à Vésale : ce grand homme qui voulait qu'on déterminât les démonstrations anatomiques par l'ouverture des animaux vivants, choisissait pour cela des femelles pleines à terme, afin de joindre aux autres recherches qu'il se proposait de suivre sur ces animaux, l'observation de ce que présentent les fœtus, soit lorsqu'ils communiquent encore librement avec leurs mères, soit dans les premiers moments qu'ils en sont séparés. Il dit que si on ouvre le ventre d'une femelle, et qu'après avoir extrait de la matrice un des petits, on le pose sur une table sans déchirer les membres, on l'y voit faire de vains efforts pour respirer, et enfin mourir comme suffoqué. *Et veluti suffocatus moritur;* expressions très-remarquables et qui décèlent un grand observateur. Puis il ajoute que si on rompt les membranes à temps et qu'on en dégage la tête du fœtus, on le voit bientôt revivre pour ainsi dire et respirer. Il est clair qu'il ne manque à cette expérience que d'indiquer le temps au bout duquel le fœtus meurt comme suffoqué; mais il ne paraît pas que Vésale ait songé à le déterminer.

Long-temps après lui, Riolan fit aussi des expériences sur des femelles pleines : c'étaient des chèvres et des brebis. Son but était de constater ce qu'on appelait alors dans les écoles la *faculté vitale du fœtus*. Il s'agissait de savoir si le cœur du fœtus est en repos avant sa naissance, et si ses battements ne commencent qu'avec la respiration: question très-débattue, dit Riolan, et qui mérite de l'être; car si le cœur est en mouvement avant la naissance, le fœtus peut survivre à sa mère, et on doit en faire l'extraction toutes les fois qu'elle vient à périr avant l'accouchement. Il y avait un moyen plus sûr que tous les débats pour décider cette question, et ce fut aussi celui auquel il eut recours; mais il est singulier qu'il en soit demeuré là, et qu'après avoir fondé la nécessité de l'opération césarienne dans les femmes qui meurent enceintes sur les battements du cœur du fœtus, il n'ait pas recherché par analogie jusqu'à quelle époque après la mort de la mère cette opération peut être pratiquée avec espoir de succès.

A peu près dans le même temps, Nymann soutenait comme Riolan la faculté vitale du fœtus. Ses expériences et les conséquences qu'il en tirait étant absolument les mêmes que celles de l'anatomiste français, ne méritent pas de nous arrêter davantage.

Harvey, dans le même ouvrage où il a proposé son problème, dit qu'il a vu des fœtus retirés vivants après la mort de leur mère, et n'en indique l'époque que par la même expression vague *de quelques heures*, dont il s'est servi en énonçant son problème. Il ajoute immédiatement après, qu'il sait que des petits lapins et des petits lièvres ont été extraits vivants du sein de leur mère par l'opération césarienne, mais sans indiquer les temps en aucune manière.

Il y avait huit ans qu'il avait publié son problème, lorsqu'en 1659 Boyle, son compatriote, dans le dessein d'y jeter quelque jour, fit l'expérience suivante : il étrangla une chienne pleine à terme, et après avoir extrait un des quatre petits qu'elle contenait, il rompit les membranes et le laissa respirer. Bientôt après il ouvrit le ventre et la poitrine de ce fœtus, et après avoir observé que dans cet état il continuait de faire des efforts pour respirer et que les battements de son cœur persévéraient, il fit l'extraction des trois autres, afin, dit-il, de reconnaître combien de temps ces trois petits, qui n'avaient point respiré, survivraient au premier qui avait respiré; mais ils ne donnèrent aucun signe de vie, et dans tous les trois le cœur était parfaitement en repos; tandis que dans le premier les mouvements du cœur continuaient, et que ceux d'une des oreillettes (il ne dit pas laquelle) ne s'arrêtèrent que plus de sept heures après. Boyle se contenta de proposer cette expérience à ceux qui s'occupaient alors du problème de Harvey, et n'osa en tirer lui-même aucune conséquence. Mais les auteurs en assez grand nombre qui l'ont cité, n'ont pas été aussi réservés. Presque tous y ont vu la preuve que si le cœur du fœtus n'est pas en repos avant la naissance, il se meut du moins avec plus de faiblesse et de lenteur, et s'arrête plus tôt que dans le

fœtus qui a respiré. Nous verrons bientôt ce qu'il faut pen-
ser de cette expérience et des conséquences qu'on en a dé-
duites. Je me bornerai pour le moment à remarquer d'abord
que Boyle paraît avoir pensé que le premier fœtus avait
survécu aussi long-temps que les battements de son cœur
avaient continué; en second lieu, qu'il n'a indiqué l'époque
de l'extraction ni de ce premier ni des trois autres] fœtus.

Hooke ne commit pas la même omission dans une expérience dont il rendit compte à la Société royale de
Londres en 1667. L'objet qu'il se proposait était de savoir
si la respiration de la mère supplée à celle du fœtus, et
sert à l'entretenir vivant. Pour cela, il prit une chienne
pleine de sept semaines, l'attacha sur une table et lui
ouvrit le ventre. Puis il fit l'extraction d'un fœtus auquel,
sans lui permettre de respirer, il lia fortement la trachée-artère avec un fil, après quoi il l'enveloppa dans des
linges chauds et le mit auprès du feu : c'était au mois de dé-
cembre. Mais quoique fort et paraissant à terme, ce petit
chien né survécut que peu de minutes. Hooke fit alors l'extraction d'un second ; il lia modérément le cou de celui-ci
par-dessus les membranes, qui demeurèrent entières ; et
dans cet état, il le plongea dans de l'eau élevée à la même
température que l'intérieur du ventre de la chienne. Ce
fœtus ne survécut pas plus long-temps que le premier. Environ une minute après son extraction, il fit des efforts pour
respirer, et mourut bientôt après. Un troisième eut comme
le premier la trachée-artère étroitement liée, et fut mis de
même auprès du feu dans du coton chaud. Il eut aussi le
même sort. Au bout de quelques minutes il *était sans mouvements ;* ce sont les expressions de Hooke. Un quatrième

fut laissé dans ses membranes bien intactes et sans ligature ni autour de la trachée-artère, ni autour du cou, dans l'espoir que de cette manière il survivrait plus long-temps que les trois autres, mais il mourut aussi promptement qu'aucun d'eux. Hooke termine ce récit en disant qu'aucun des fœtus de cette chienne ne survécut dix minutes de temps bien comptées sur une pendule.

Au premier abord, cette expérience paraît mieux circonstanciée que celle de Boyle. Cependant on y trouve aussi une omission considérable, c'est que Hooke ne dit point à quels signes il reconnut que ces quatre petits chiens étaient morts dans le court intervalle de dix minutes. D'après la manière dont il s'exprime sur le troisième, il est très-vraisemblable qu'il les jugeait morts lorsqu'ils ne faisaient plus aucun mouvement. On sent assez combien un pareil indice est trompeur ; et ce qui met d'ailleurs hors de doute qu'il s'était glissé quelque erreur dans son expérience, c'est qu'on le trouve onze ans après d'une opinion entièrement opposée. En effet, en 1678, Cronne ayant fait part à la Société royale de quelques expériences de Merret, dans les_ quelles de petits chiens séparés de leur mère, sans ouvrir les membranes, avaient survécu long-temps (la durée précise n'est pas indiquée), Hooke, présent à la séance, confirma ces expériences par les siennes propres, et annonça qu'entre autres, dans un fœtus qu'il avait retiré le soir du ventre d'une chienne, le cœur battait encore le lendemain matin. A la vérité, il ne dit pas positivement que ce petit chien était vivant au bout de ce long intervalle, mais on voit assez qu'il le croyait. Nous examinerons s'il ne se pourrait pas que Hooke se fût à la fois trompé dans sa première expérience en jugeant que des fœtus étaient morts parce qu'ils ne faisaient plus aucun mouvement extérieur, et dans la dernière, en jugeant que d'autres étaient vivants, parce qu'ils présentaient encore quelques mouvements intérieurs.

Pechlin mérite à peine d'être cité; il se borne à dire qu'il a vérifié plusieurs fois l'expérience de Boyle, et il est un de ceux qui en tirent la conséquence dont j'ai parlé.

Vander Wiel le fils, à l'appui d'une étrange observation de son père, rapporte que long-temps après la mort d'une chienne, ayant plongé dans de l'eau chaude quelques-uns de ses fœtus encore enveloppés de leurs membranes, et qui étaient même demeurés exposés à l'air environ une demi-heure, il trouva que leur cœur battait encore au bout de quelques heures. Cette expérience rentre à peu près dans la dernière de Hooke.

Méry l'académicien assure que si on met dans le vide de la machine pneumatique le fœtus d'un chat et un chat adulte, celui-ci périt beaucoup plus promptement que l'autre, mais que si on les étrangle, ou qu'on les étouffe tous les deux, ils périssent aussi promptement l'un que l'autre. Il est douteux que Méry ait fait cette dernière expérience, aussi ne le dit-il pas précisément.

Les expériences de François Boyle sont à peu près semblables à celle de Vander Wiel et à la dernière de Hooke; aussi incomplètes dans les détails et aussi vagues dans l'énoncé des temps. C'étaient de petits chiens qu'il a laissés dans leurs membranes après leur extraction du ventre de la mère, et qu'il y a vus vivre quelques heures.

Bonhins, après avoir avancé que les fœtus des chiens et ceux des autres animaux qui n'ont point encore respiré

sont beaucoup plus difficiles à étrangler ou à étouffer que
ceux dont la respiration est établie, quand même ces derniers ne seraient nés que depuis quelques moments, ajoute
que ce n'est point là de sa part une assertion gratuite, mais
le résultat de ses expériences. Si on se procure, dit-il, une
chienne ou une femelle d'une autre espèce, pleine à terme,
qu'on épie avec beaucoup de soin et de patience le moment
où elle met bas et qu'on lie fortement le cou des fœtus à
mesure qu'ils naissent et avant qu'ils aient respiré, ils s'agi-
tent en différents sens et ouvrent convulsivement la bouche;
si enfin on leur incise la poitrine, on voit leur cœur se mouvoir assez fortement, bien que leurs poumons soient
compactes et tombent au fond de l'eau. Cette expérience,
aussi imparfaite que les précédentes, ne confirme point
toute l'assertion de Bonhins, et à la rigueur, elle ne prouve
même pas le point de médecine légale qu'il avait en vue,
qu'un fœtus peut être né parfaitement vivant, quoique
ses poumons tombent au fond de l'eau, ou du moins elle
ne le prouverait qu'en admettant, comme paraissent l'avoir
fait la plupart des auteurs cités jusqu'ici, que la permanence des battements du cœur dans un fœtus indique qu'il
est vivant. L'expérience de Vésale, qui faisait revivre des
fœtus en rompant leurs membranes, un certain temps après
les avoir séparés de leur mère, était bien plus propre à décider cette question.

Falconet, dans une thèse soutenue en 1711 et dirigée spécialement contre Méry, dit que si l'on prend une chienne
près de mettre bas et qu'on la fasse mourir par hémorrhagie,
on trouvera ses petits non-seulement pleins de sang, mais
bien vivants même une demi-heure après sa mort. Mais

Méry, dans sa réponse, prétend que cette expérience n'est pas exacte que Falconet ne l'avait pas faite lui-même, et qu'il s'en était rapporté à des élèves. Quoi qu'il en soit, elle n'apprend point si les petits chiens peuvent survivre au-delà d'une demi-heure, ni ce qui leur arriverait si la mère périssait par un autre genre de mort.

Il paraît que c'est plutôt d'après Falconet que d'après ses propres expériences que, dans une autre thèse soutenue en 1735, de Diest parle de chiennes pleines à terme et mortes par hémorrhagie ou par l'injection d'un poison dans les artères, et dont, une demi-heure après leur mort, on trouva les petits vivants et pleins d'un sang vermeil, *florido sanguine plenos*. Cette dernière circonstance suffirait pour rendre l'expérience suspecte.

Hannemann, cité par Schurigius, rapporte qu'un chasseur ayant retiré deux petits du ventre d'une truie morte depuis quelques heures, ils étaient vivants et purent être élevés.

Senac ne paraît avoir expérimenté que des animaux qui avaient respiré : il dit qu'il a vu des chiens nouvellement nés survivre 15 et même 24 heures à une strangulation complète, quoique leur respiration fût établie. Mais tout en contredisant Harvey sur ce point, il admet la première partie de son problème, et semble même disposé à étendre encore davantage la survie des fœtus.

Il serait difficile de s'occuper d'une question quelconque en physiologie, sans avoir à consulter et à citer l'illustre Haller. On lit dans son grand ouvrage que, d'après les expériences de plusieurs hommes célèbres, et d'après les siennes propres, des fœtus extraits du ventre de leur mère et laissés dans les eaux de l'amnios, continuent d'y vivre et ne meurent qu'au bout d'un temps où l'on peut s'attendre que doivent périr des animaux aussi tendres et qui n'ont presque point de chaleur propre, c'est-à-dire, au bout de quelques heures, ou même le second jour, *aut altero demùm die.* Voici quelles sont les expériences de Haller : il retira 2 fœtus d'une chienne après la mort de celle-ci, et les laissa dans les eaux de l'amnios faire des efforts pour respirer ; puis il rompit les membranes de l'un, lequel ne tarda pas à respirer ; mais l'autre fut laissé dans les siennes, et il y mourut. Haller n'indique l'époque ni de la rupture des membranes de l'un, ni de la mort de l'autre. On retrouve à peu près la même omission dans une autre expérience sur une chienne qui contenait trois petits. Un de ces petits fut immergé dans de l'eau chaude, et ce ne fut qu'alors que ses membranes furent rompues ; il y mourut. Les deux autres ayant été dégagés des leurs au moment de leur extraction, respirèrent aussitôt ; mais on ne sait pas à quelle époque eut lieu cette extraction. Quant au premier, quoique le temps précis de sa mort ne soit pas marqué, on peut conjecturer d'une autre expérience mentionnée au même endroit, qu'il ne survécut qu'environ une demi-heure ; ce qui est bien éloigné du terme indiqué dans la grande Physiologie. Haller fait encore mention de deux autres chiennes pleines qu'il ouvrit après leur mort, et dont il ne trouva plus les petits vivants, mais toujours sans parler du temps. Ajoutons que, de même que la plupart des auteurs précédents, il ne fait point connaître à quels signes il a jugé que la mort des fœtus avait lieu. Enfin, il a négligé d'indiquer l'époque de la gestation de chaque femelle. Il est surprenant que le grand homme qui a commencé à introduire la précision en physiologie, en ait mis si peu dans des expériences aussi importantes.

Tout le monde connaît les essais du célèbre naturaliste français pour conserver aux animaux la faculté de supporter une longue asphyxie, en empêchant dès le premier moment de leur naissance leur trou botal de se fermer. Cette matière sera traitée dans la deuxième section de chaque partie de mon travail. Je ne citerai ici des expériences de Buffon que ce qui a rapport aux fœtus qui n'ont point respiré. Il prit une chienne de l'espèce des plus grands levriers et près de mettre bas, et il lui attacha les extrémités postérieures du corps dans de l'eau chaude, de manière qu'elle fut obligée de faire ses petits dans cette eau. Elle en fit d'abord trois qu'il fit passer bientôt après et sans leur donner le temps de respirer, dans un baquet rempli de lait chaud, afin qu'ils pussent prendre de la nourriture s'ils en avaient besoin. Ils y restèrent plus d'une demi-heure : en ayant été retirés au bout de ce temps, ils étaient tous trois bien vivants et ne tardèrent pas à respirer. Il paraît donc certain qu'enfin ceux-ci ont survécu à une demi-heure de submersion. Du reste, cette expérience, de même que celles de Diest et de Falconet, laisse dans le doute s'ils n'auraient pas pu en supporter une plus longue.

Enfin, peu de temps avant la révolution, M. Rigal, chirurgien à Quillac, dans le dessein d'établir la nécessité de l'opération césarienne sur les femmes enceintes après leur mort, fit des expériences sur les animaux pour connaître combien de temps l'enfant peut survivre à la mère ; mais je ne connais ces expériences que par la citation qu'en a faite M. Thouret dans son Mémoire sur la compression du cordon ombilical. Il paraît qu'elles sont demeurées inédites dans les cartons de la Société royale de médecine.

Telles sont les seules expériences qui me soient connues relativement au temps qu'un fœtus peut vivre sans respirer, quand il ne communique plus avec sa mère. On voit qu'elles sont restées sans résultat, ou qu'elles ont conduit à des résultats opposés, parce que tous leurs auteurs, excepté Buffon, ont négligé ou de compter le temps, ou d'indiquer à quels signes ils ont reconnu la survie et la mort des fœtus; plusieurs même ont fait à la fois ces deux omissions.

J'ai pris le plus grand soin pour qu'on ne puisse pas me faire les mêmes reproches. Toutes mes expériences ont été faites la montre à la main, et dans le cas où une grande précision était nécessaire, ce qui a lieu pour les cochons d'Inde, je me suis servi d'une montre à secondes.

Quant aux signes d'après lesquels on doit juger que les fœtus ont cessé de vivre, nous allons bientôt voir combien il serait illusoire de s'en rapporter à la permanence de quelques mouvements intérieurs; le seul signe précis et infaillible est l'impossibilité que la respiration s'établisse. Je fixerai donc pour chacune des quatre espèces d'animaux qui ont été soumises à mes expériences, l'époque où leurs fœtus cessent de vivre, à celle où la respiration cesse de pouvoir s'établir, quels que soient les mouvements du cœur et les autres apparences de vie qui subsistent encore. Mais on conçoit que cette détermination est susceptible de deux limites, suivant que le fœtus cesse de pouvoir revenir de lui-même à la vie, ou qu'il ne peut plus y être rappelé par les secours de l'art. Je ne perdrai jamais de vue la distinction de ces deux limites; elle importe non-seulement à la clarté

des résultats , mais aussi à la thérapeutique des fœtus asphyxiés. Pour éviter les circonlocutions , j'appellerai la première, c'est-à-dire celle au-delà de laquelle un fœtus cesse
de pouvoir revenir de lui-même à la vie , la limite naturelle,
et l'autre la limite artificielle. Il est évident que la limite
naturelle une fois déterminée dans une espèce , elle l'est
pour toujours dans cette espèce ; mais il semblerait que la
limite artificielle serait susceptible de reculer avec les bornes
de nos connaissances. Il s'en faut beaucoup que nous puis-
sions concevoir d'aussi hautes espérances ; cette limite ne
dépend pas autant qu'on pourrait le croire de l'insuffisance
de nos moyens, elle tient en grande partie à la nature des
choses et à certaines circonstances de l'organisation qui
nous sont insurmontables.

J'ose affirmer que quels que soient les moyens qu'on dé-
couvre à l'avenir pour rappeler à la vie les fœtus asphyxiés,
on ne reculera jamais que d'un très-petit nombre de minutes
cette limite artificielle telle qu'elle peut être établie dans
l'état actuel de nos connaissances. On verra par la suite sur
quelles raisons je fonde cette assertion.

PREMIÈRE PARTIE.

EXPÉRIENCES SUR LES LAPINS.

ARTICLE PREMIER.

EXPÉRIENCES SUR LES LAPINES

PLEINES A TERME.

Pour que toutes mes expériences offrissent des résultats comparables, j'ai dû les faire sur des femelles pleines au même terme, et le terme le plus convenable était la fin même de la gestation. Ne voulant admettre aucun fait que je ne l'eusse vérifié par moi-même, j'ai commencé par m'assurer quelle est la durée de la gestation dans les lapines : quatre m'ont servi pour cet objet ; toutes ont mis bas quelques heures, les unes plus, les autres moins, après le 30e jour révolu, à dater du moment où elles avaient été couvertes, et aucune avant la fin du 30e ni après celle du 31e jour. D'après cela, j'ai choisi constamment pour l'époque de mes expériences les dernières heures du 30e jour de la gestation, sauf un petit nombre de cas où je n'ai pu expérimenter que dans les premières heures du 31ᵉ.

Les petits que m'ont procurés ces premières expériences ont servi à me faire connaître d'avance quelles sont à peu près les limites naturelles et artificielles de l'asphyxie des lapins dans les premiers jours de leur naissance. Je dis à peu près ; car elles admettent l'une et l'autre une certaine latitude : ainsi, j'ai trouvé que dans les douze premières heures et même un peu plus tard ils se remettent, sans secours, après 17 min. d'immersion de la tête dans l'eau chaude, et que très-peu en périssent ; qu'après 18 min. il en périt davantage ; encore plus après 19 et 20 min. ; et qu'enfin, après 21 min., quelques-uns reviennent encore, mais en assez petit nombre. La limite naturelle de leur asphyxie à cette époque s'étend donc de 17 à 21 min. Je crois avoir aperçu les causes d'où dépend cette latitude ; mais ces détails ainsi que ce qui concerne la limite artificielle appartenant aux lapins qui ont respiré, je les renvoie à la section suivante.

Ces préliminaires une fois déterminés, il s'agissait de savoir par quel procédé je commencerais mes expériences sur les lapines. Je me décidai à les faire périr d'abord par une mort prompte et qui les surprît en quelque sorte au milieu d'une santé parfaite. L'asphyxie par immersion dans l'eau qui les fait mourir en 2 min. me parut le moyen le plus expéditif et celui auquel je m'arrêtai ; mais à quelle époque commencerais-je l'extraction des fœtus ? Puisque des petits lapins qui respirent depuis plus de 12 heures supportent encore 21 min. d'asphyxie, bien que, suivant presque tous les auteurs et tous les physiologistes, la respiration abolisse très-promptement la faculté qu'ils avaient de se passer long-

(23)

temps de cette fonction avant de l'avoir exercée, il me sembla
que dans le cas en question les fœtus devaient survivre à
leur mère considérablement au-delà de 21 min. Cependant
pour chercher avec ordre la limite naturelle de leur survie,
je résolus d'extraire le premier à 21 min. à dater du premier
instant de l'asphyxie de la mère ; le second 5 min. après le
premier ; le 3ᵉ 5 min. après le second, et ainsi des autres de
5 en 5 min. Si le dernier extrait était encore vivant, mon
dessein était de soumettre une autre femelle à la même
expérience, de commencer l'extraction de ses petits à l'é-
poque où aurait fini celle de la 1ʳᵉ femelle, et de la continuer de même de 5 en 5 min. ; bien décidé, si tous ses petits
survivaient, à recourir de la même manière à une 3ᵉ femelle,
et enfin à ne m'arrêter que lorsque j'aurais trouvé un fœtus
dont la respiration ne pourrait pas s'établir d'elle-même. Il
ne s'agirait plus alors que de m'assurer par quelques autres
femelles, si l'époque marquée par le fœtus était bien réellement la limite naturelle de la survie des lapins.

Après avoir arrêté ainsi le plan de mes premières expériences, le 20 août 1806, la température de ma chambre
étant à 16° Réaumur, une lapine pleine au terme indiqué ci-dessus fut asphyxiée par immersion de la tête
seulement dans l'eau échauffée à 30°. Les efforts d'inspiration s'arrêtèrent au bout d'environ 2 min., et les
battements du cœur cessèrent d'être sentis un peu avant 2¼
min., époque à laquelle elle fut retirée de l'eau. Je fis aussitôt à l'abdomen une petite ouverture par où j'introduisis
la boule d'un thermomètre préalablement élevé à 30° ;
il monta à 32° ou un très-peu plus, et s'y fixa. Les
auteurs ont tant recommandé d'entretenir très-chaudement

le ventre des femmes qui meurent enceintes , ils ont regardé comme si préjudiciable au fœtus le froid qui gagne peu à peu les cadavres, que mon premier soin aussitôt que je connus la température intérieure de cette lapine , fut d'emplir un baquet avec de l'eau que j'avais fait chauffer d'avance ; je mis cette eau à la température de 32° et l'y maintins en ajoutant par intervalles de nouvelle eau chaude. La lapine y fut plongée à 6 min. ; à 20 min., sans la sortir de l'eau, j'agrandis l'ouverture que j'avais faite pour introduire le thermomètre, et je découvris une des cornes de la matrice. Enfin, à 21 min. je fis l'extraction du premier fœtus, et rompis aussitôt les membranes pour lui donner la faculté de respirer. Je le tenais à la main épiant la première inspiration , mais au bout de 2 min. je commençai à soupçonner qu'il ne respirerait pas. Je le posai sur la table et me hâtai d'en extraire un second à 23 min. ; j'attendis encore 2 min. pour voir s'il respirerait, et tout aussi infructueusement que pour le premier, à côté duquel je le plaçai. A 25 m. je fis l'extraction du 3ᵉ, lequel ne respira pas davantage que les 2 premiers ; les quatre autres , car il y en avait sept, furent extraits à des intervalles à peu près semblables : dans aucun je ne pus observer un seul effort d'inspiration ; en un mot, ils étaient tous morts, et il paraissait assez qu'ils l'étaient dès la 21ᵉ min. au plus tard. Ma surprise fut extrême, et, ce qui était bien fait pour l'augmenter, c'est que dans tous les fœtus, au moment de leur extraction , les battements du cœur étaient très-distincts à travers les parois de la poitrine, très-réguliers et au nombre d'un peu plus de 60 par min. ; ils étaient même encore un peu distincts dans quelques-uns, à 40 min. En examinant tous ces lapins je

reconnus qu'une portion des membranes recouvrait le museau du 3°: c'était un morceau de la membrane intérieure ou
de l'amnios, laquelle est très-fine, très-diaphane, et se colle
sur les parties de manière à ne pas être aperçue, surtout
quand elle est mouillée, si on n'y apporte quelque attention.
Ce me fut un avertissement d'introduire le doigt dans la
bouche des fœtus pour m'assurer que cette membrane n'empêchait pas la respiration, précaution à laquelle je n'ai
jamais manqué depuis ; du reste, je vérifiai bien que des 7
lapins celui-là était le seul qui fût dans ce cas.

Il est clair que cette expérience était à refaire, mais en
sens contraire, c'est-à-dire, qu'au lieu de commencer
l'extraction des fœtus à 21 min., il fallait y procéder aussitôt
après la mort de la femelle, et la continuer à des intervalles
à peu près égaux jusqu'à 21 min. Ce ne fut que le 5 no-
vembre suivant que je pus la faire : la température de ma
chambre était à 10°. Cette deuxième lapine fut asphyxiée
de la même manière que la précédente, et plongée aussitôt
après dans de l'eau échauffée à la même température,
sans perdre de temps à lui introduire un thermomètre dans
le ventre. Le premier petit fut extrait et ses membranes rompues à 5 min. ; il respira aussitôt. Le second, extrait à 9 min.,
respira aussi promptement. Le 3° le fut à 12 min., le 4° à
15 min., le 5° à 16 min. ; tous trois respirèrent lorsque leurs
membranes furent rompues, mais les 2 derniers plus tardivement de près de 1 min. L'attention que je donnai à la
manière dont s'établissait la respiration dans tous les lapins,
m'ayant distrait un peu trop long-temps, il était près de
21 min. lorsque je fis l'extraction du 6°. Les vaisseaux ombilicaux étaient à peu près vides de sang, mais les battements

4

de cœur étaient très-distincts, réguliers et d'environ 70 par min.; il ne respira point. Le 7ᵉ extrait à 24 min., le 8ᵉ et le 9ᵉ, qui était le dernier, extraits à la fois à 25 min., présentèrent en tout les mêmes phénomènes. J'insufflai de l'air fortement par la bouche du 6ᵉ, une minute après son extraction; mais ce fut sans succès, l'air distendit l'estomac et ne passa pas dans les poumons : je voulus essayer si l'insufflation par la trachéotomie réussirait mieux, je la pratiquai à 26 min. sur le 7ᵉ, suivant une méthode que je décrirai dans la deuxième section ; les battements du cœur en furent un peu accélérés, mais je n'observai aucun mouvement d'inspiration. Le 8ᵉ et le 9ᵉ ayant eu la poitrine et le péricarde ouverts à 35 min., les quatre cavités de leur cœur battaient assez régulièrement, mais ces mouvements s'arrêtèrent au bout d'environ 1 heure dans le ventricule droit et beaucoup plus tôt encore dans les deux cavités gauches ; l'oreillette droite, au contraire, continua de battre dans l'un pendant six heures et dans l'autre pendant près de neuf. Pour qu'ils se conservassent chauds plus long-temps, tous deux avaient été mis à 38 min. dans le ventre de la mère, mais de manière que leur cœur demeurait exposé à l'air. On voit que ces phénomènes sont conformes à ceux observés par Hooke dans la dernière expérience, et par tous les auteurs qui, comme lui, ont parlé de la longue permanence des battements du cœur ; car, quoiqu'ils aient négligé de dire s'ils avaient ouvert la poitrine, comme ils ont tous opéré sur des petits chiens dans lesquels les battements du cœur sont beaucoup moins distincts à travers les parois de cette cavité que dans les lapins, ils n'auraient pas pû les reconnaître, surtout dans des animaux asphyxiés depuis long-temps, sans ouvrir la

(27)

poitrine , ainsi que je l'exposerai plus en détail par la suite.
On voit aussi que l'opinion que tous les auteurs paraissent
avoir eue, que les fœtus dans lesquels ils observaient les battements en question , vivaient encore, ou que du moins ils
auraient pu vivre, si leur poitrine n'eût pas été ouverte , est
absolument inadmissible : mais il reste à concilier ces faits
avec ceux vus par Boyle ; je veux parler de ces trois fœtus
dont il fit l'extraction assez peu de temps après la mort de
leur mère, et dans lesquels il trouva toutes les cavités du
cœur en repos ; contradiction très-embarrassante , car il n'y
a pas moyen de douter de la vérité des faits attestés par un
homme tel que Boyle.

Mes expériences sur la dernière femelle mettaient hors de
doute que la limite cherchée devait être entre la 16ᵉ et la
21ᵉ min. ; mais sa détermination devant servir de base à
tout mon travail, il était indispensable de la fixer par des
expériences directes. Une 3ᵉ lapine fut consacrée à cet objet:
elle fut asphyxiée de la même manière que les précédentes ,
mais il me parut inutile de la plonger ensuite dans l'eau
chaude. Au lieu de cela, comme je ne devais commencer l'extraction de ses petits qu'à 16 min. , je profitai de cette circonstance pour m'assurer de ce que deviendrait dans cet
intervalle la température intérieure de son ventre : celle de
la chambre était à 6° (Réaumur). Un thermomètre échauffé à
3o° (Réaumur) fut introduit à 4 min. par un très-petit trou
dans le ventre de cette lapine exposée librement à l'air sur
une table, il monta comme dans le premier cas à 32° et s'y
maintint, à très-peu de chose près, jusqu'à 15 min. où il fut
retiré. L'ayant introduit derechef entre le foie et le diaphragme au bout de 2 heures 20 min. , long-temps après

4.

l'extraction des petits , il y monta encore à 26° (Réaumur), quoique le ventre fût demeuré largement ouvert jusqu'à ce moment. Ces expériences ayant confirmé l'inutilité d'immerger les lapines dans l'eau chaude après leur mort, j'ai constamment négligé depuis cette précaution.

A 15 min. la petite ouverture du ventre fut agrandie, et à 16 min. le premier fœtus extrait ; il respira. Je n'ai pas besoin de répéter pour chaque fœtus que les membranes sont toujours rompues au moment même de son extraction : quand il en sera autrement, j'en avertirai. Le 2ᵉ, extrait à 16½, respira aussi, mais tardivement et avec peine ; en conséquence, à 17 min. deux autres furent extraits à la fois, leur respiration eut beaucoup de peine à s'établir , ne commença guère qu'au bout de 1 minute, et fut très-long-temps laborieuse. Le 5ᵉ fut extrait à 18 min. et ne respira point ; il en fut de même du 6ᵉ, extrait à 18½ min. , du 7ᵉ, extrait à 20 min., et du 8ᵉ, extrait à 21 min. : il y en avait dix. Je jugeai d'abord inutile de retirer les deux autres , mais ayant vérifié sur le 6ᵉ et le 7ᵉ les résultats que m'avaient offerts deux des lapins de la précédente femelle, par rapport à la permanence des battements du cœur, il me prit envie d'examiner ce qu'étaient devenus ces battements dans les deux petits que j'avais laissés dans la matrice. J'ouvris la poitrine et le péricarde dans l'un à 72 min. , dans l'autre à 75 min. , et je fus très-surpris de trouver dans l'un et l'autre les quatre cavités du cœur en repos, et non irritables par les agents mécaniques , tandis que dans les deux autres qui avaient été ouverts vers la 35ᵉ min. les deux cavités droites battaient encore, et que l'oreillette droite continua plusieurs heures après : c'était à peu près l'expérience de Boyle. Or , dans ces

quatre lapins toutes les circonstances étaient semblables,
hors les époques où le cœur avait été mis à découvert. Il
paraissait donc que c'était de ces époques que dépendait une
si grande différence dans la durée des mouvements du cœur,
et c'est en effet ce que j'ai vérifié depuis, bien des fois, non-
seulement dans les petits qui n'avaient point respiré, mais
encore dans ceux chez lesquels, comme dans le premier
fœtus de Boyle, la respiration était établie. Dans tous ces
animaux on trouve les quatre cavités du cœur en mouvement, si l'on ne tarde pas plus d'une demi-heure à leur ouvrir
la poitrine et le péricarde, et l'oreillette droite alors ne s'arrête qu'au bout de plusieurs heures. Mais si on les ouvre
plus tard, sans attendre néanmoins au-delà de 1 heure, souvent les cavités droites sont seules en mouvement, d'autres
fois elles sont elles-mêmes en repos ; mais dans ce cas elles
se raniment bientôt à l'air, et les mouvements qui subsis-
taient, de même que ceux qui se sont ranimés, sont en général
d'autant plus grands et d'autant plus durables que l'ouverture a été moins différée. Enfin, si cette ouverture n'est
faite qu'à 75, 80 min., etc., les quatre cavités du cœur sont
en repos et non irritables ni à l'air ni par les agents mécaniques. Il est donc bien clair que l'expérience de Boyle n'indique absolument rien sur le vrai terme du pouls et l'irritabilité du cœur avant sa naissance, ni sur les changements
qu'y peut opérer ensuite la respiration. Boyle n'a point indiqué les différents temps de son expérience, mais il est hors
de doute que celui qu'il employa à faire l'extraction du premier fœtus, à voir sa respiration s'établir, à lui ouvrir le
ventre et la poitrine, et à observer les mouvements du cœur,
excéda le terme d'environ 1 ¼ heure, après lequel les mouve-

ments et l'irritabilité du cœur sont anéantis. Hooke, au contraire, et tous ceux qui, ayant fait des expériences sur les fœtus, les font survivre un temps considérable, avaient ouvert la poitrine et le péricarde bien avant l'expiration de ce terme. Telle est donc l'explication des faits aperçus par ces deux hommes célèbres, et de la contradiction qui paraissait exister entre eux.

Dans ce que je viens de dire, j'ai avancé plus d'une fois que c'est l'oreillette droite qui bat la dernière. Il n'aura point échappé à mes savants auditeurs que ce fait est entièrement opposé à l'opinion généralement reçue que l'*ultimum moriens* ne réside dans cette oreillette que parce qu'elle est la seule où le sang s'accumule dans les derniers instants de la vie, et non pas parce qu'elle jouit d'une irritabilité plus durable; opinion fondée sur cette fameuse expérience de Haller, par laquelle ayant vidé l'oreillette droite, et empêché la gauche de se vider, il fit passer l'*ultimum moriens* de la première dans la seconde ; mais on sait que dans le fœtus ayant ou n'ayant point encore respiré, les deux oreillettes sont également pleines de sang après la mort. Or, quoiqu'elles soient mises d'ailleurs dans les mêmes circonstances, exposées à l'air de la même manière, il y a souvent plusieurs heures qu'il n'existe plus ni mouvement ni irritabilité dans la gauche, lorsque la droite se meut encore spontanément. Ce n'est pas que l'expérience de Haller ne soit vraie en elle-même ; mais on a conclu au-delà de ce qu'elle disait ; et c'est aussi ce qui était arrivé pour l'expérience de Boyle et pour celle de Hooke : exemples remarquables de la difficulté qu'il y a de s'élever à des considérations générales, et de la réserve avec laquelle il faut y procéder, dans un ordre de faits aussi compliqués que ceux de l'économie animale. Il me resterait beaucoup de choses à dire sur la permanence des mouvemens et de l'irritabilité du cœur et de quelques autres parties; mais j'aurai plus d'une occasion par la suite de traiter cette matière avec toute l'étendue qu'elle mérite. Je reviens à mon sujet.

Il résulte évidemment des expériences sur la 3ᵉ femelle, que ce que j'ai appelé la limite naturelle de la survie des fœtus, a lieu, dans l'espèce des lapins, à la 17ᵉ min. comptée depuis le premier instant où la mère a été asphyxiée. Toutes celles que j'ai faites depuis ont confirmé ce résultat. On ne doit pas croire pourtant que cette limite soit rigoureuse. Il faut l'entendre en ce sens que je n'ai jamais vu aucun fœtus respirer de lui-même au-delà de 18 min., ni aucun qui n'ait respiré à 16 min. Je n'en ai vu que deux qui aient respiré à 18 min. Souvent ils ne reviennent pas à 17 min. J'en ai même vu périr plusieurs à $16\frac{1}{2}$ min. et quelques-uns à $16\frac{1}{4}$ min., ce qui m'a paru dépendre des femelles; dans certaines, tous les fœtus reviennent plus promptement, et à une époque un peu plus reculée que dans d'autres. La limite en question admet donc une petite latitude, mais qui embrasse tout au plus 2 min. Pour plus de clarté, dans la suite de mes expériences je la supposerai constante à 17 min.

Quant à ce que j'ai appelé la limite artificielle, il n'est pas facile de la déterminer avec précision. Ce serait ici le lieu d'exposer les moyens que j'ai employés pour y parvenir, et de comparer l'efficacité des divers procédés propres à rappeler les fœtus à la vie. Mais je renvoie tous ces détails à la section suivante, où je traiterai spécialement de l'asphyxie. Je dirai seulement ici que de tous les procédés connus, je pense qu'aucun ne peut supporter la comparaison, ni en pratique, ni en théorie, avec l'insufflation de l'air dans les poumons par la trachéotomie. Mais ce procédé est difficile sur les lapins, à cause de la délicatesse de leurs parties et de l'étroitesse de leur trachée-artère; en sorte que souvent il ne m'a pas réussi à des époques plus courtes de plusieurs minutes que d'autres où il avait eu un plein succès. On a vu que je l'ai essayé en vain à 26 min. sur un des fœtus de la 2ᵉ femelle. Je l'ai trouvé depuis constamment infructueux à la même époque; et à plus forte raison aux minutes subséquentes. Mais j'ai ranimé par son moyen plusieurs fœtus à 25 min., et à toutes les minutes intermédiaires jusqu'à la 17ᵉ. Je ne crois donc pas m'éloigner beaucoup de la réalité, en plaçant la limite artificielle de la survie des petits lapins à 25 min. Ainsi, la différence entre les deux limites est à peu près égale à la moitié du temps compris dans la limite naturelle.

En se rappelant que la limite naturelle de l'asphyxie des lapins qui respirent depuis plusieurs heures, s'étend jusqu'à 21 min., on reconnaîtra que les faits que je viens d'exposer établissent un état de choses absolument inverse de celui que supposait le problème de Harvey. La véritable difficulté qu'il s'agit maintenant d'expliquer, est de savoir pourquoi le fœtus, chez lequel la respiration est bien établie, en peut supporter la privation pendant un temps plus long de quelques minutes que celui qui, séparé de sa mère morte subitement, ne l'a point encore exercée. Tout étrange que soit en apparence ce dernier problème, j'espère en donner une solution satisfaisante; mais il faut avant tout exposer les faits.

Jusqu'ici je n'ai considéré que des femelles mortes en pleine santé, et en même temps des fœtus qui ne paraissent avoir

éprouvé d'autre accident que la cessation de l'influence maternelle, quelle qu'elle soit. Des cas aussi simples se présentent rarement dans la pratique, et en y bornant mes recherches, je n'aurais guère examiné que des questions de
physiologie. Presque toujours les enfants qui naissent, ou
qu'on extrait dans un état de mort apparente, ont été exposés à des accidents, à des lésions plus ou moins graves ; souvent aussi leurs mères ont essuyé des affections de diverse
nature, soit qu'elles y aient succombé, soit qu'elles y aient
survécu. Il était donc important de simuler sur les animaux
tous ceux de ces accidents que la pratique journalière offre
le plus fréquemment, et de rechercher à quoi se réduisent
dans ces différents cas les limites que je viens de déterminer·

Je parlerai d'abord des accidents que peuvent éprouver les
fœtus, et en premier lieu du froid. On a vu que dans les lapins, ils atteignent les limites de leur survie avant que l'intérieur du ventre de leur mère, même exposé à une température assez basse, puisse se refroidir assez pour les affecter
notablement. Mais si dans une autre espèce, si dans l'espèce
humaine, par exemple, ces limites étaient beaucoup plus
reculées, jusqu'à quel point pourraient-elles être raccourcies
par l'action du froid? Pour essayer de résoudre cette question, j'ai exposé des lapins, encore enveloppés dans leurs
membranes, à quatre températures différentes. On conçoit
que pour le succès de ces expériences je ne pouvais pas diffé-
rer la rupture des membranes au-delà de 16 min., car les petits lapins, ne pouvant plus quelquefois revenir à la vie après
ce terme, je n'aurais pas su, dans le cas où ceux exposés au
froid n'auraient pas respiré, s'il fallait attribuer leur mort à
son action, ou bien à ce qu'ils avaient atteint la limite de leur

5

survie. J'ai donc assez constamment rompu les membranes de 15 ½ min. à 16 min. Dans un cas, la température de ma chambre étant à + 14° (   ), un lapin extrait à 7 min. fut laissé sur une table jusqu'à 15 ½ min., et un second extrait à 7 ½ min. y fut laissé jusqu'à 16 min. Dans un autre cas où la température était à + 10 ½ (   ), deux lapins extraits à la fois à 4 min. y demeurèrent exposés, l'un jusqu'à 16 min., l'autre un très-peu plus tard. Dans un troisième cas, deux autres furent encore extraits à la fois à 4 min., la température était à + 7°; ils y restèrent, l'un jusqu'à 15 min., l'autre jusqu'à 16 min. Tous ces lapins étaient froids au toucher au moment de la rupture de leurs membranes; cependant ils respirèrent, mais peut-être avec un peu plus de peine, surtout les quatre derniers, que s'ils avaient séjourné dans la matrice jusqu'à l'instant de cette rupture. Quoi qu'il en soit, ils se remirent très-bien. Enfin, dans un quatrième cas, la température de ma chambre étant à + 5° (   ), deux lapins, extraits l'un à 7, l'autre à 10 min., furent plongés avec leurs membranes, chacun au moment de son extraction, dans un verre d'eau à la même température, tous les deux en furent retirés et dégagés de leurs membranes à 16 min., puis enveloppés aussitôt dans des linges chauds, et mis auprès du feu. Celui qui avait été immergé pendant 9 min., fit quelques faibles efforts d'inspiration, qui s'arrêtèrent bientôt, et ne purent faire entrer que quelques bulles d'air dans ses poumons. L'autre respira et se remit d'abord assez bien, mais il mourut au bout de trois heures. Il résulte de ce dernier cas que si le froid avait une certaine intensité par lui-même, ou par le mode de son application, il ne serait pas sans danger pour ces petits animaux. Afin de mieux apprécier encore

jusqu'à quel point il peut empêcher leur respiration de s'é-
tablir, j'ai voulu savoir comment et à quel degré il l'arrête
quand elle est établie. J'ai pris cinq lapins nés depuis quatre
heures et très-bien portants, et les ai mis sur le carreau dans
un petit cabinet à une température de $+ 6°$ (   ); ils se sont
traînés pendant 5 ou 6 min., puis ils sont tombés sur le côté,
et ont continué de faire quelques mouvements des pattes,
surtout quand on les pinçait; à 28 min. ils ne manifestaient
plus ni mouvement ni sensibilité. Deux ayant été réchauffés
à 40 min., ils se remirent d'abord très-bien, mais l'un d'eux
mourut au bout de deux heures. Des trois autres, un ne fut
réchauffé qu'à 60, et deux qu'à 69 min.; dans tous les trois
la respiration se rétablit fort bien, mais ils ne survécurent
que quelques heures. De plus, j'ai vu des portées entières périr en peu d'heures, lorsque la mère n'avait pas fait de nid,
ou que ses petits en étaient sortis et s'étaient traînés sur le
carreau. Mais quand le froid est moins vif, ils peuvent le
supporter assez long-temps sans en souffrir beaucoup. Ainsi,
j'en ai extrait plusieurs vers la 8e min., par une température
de $+ 12°$ ou $+ 14°$ (   ), ils y ont été exposés jusqu'à
40 min.; et bien que je n'eusse rompu leurs membranes qu'à
16 min., et qu'en raison de cette circonstance la respiration
eût moins de facilité à s'établir, elle s'est pourtant établie, et
a continué; seulement elle était plus faible que s'ils avaient
été mis d'abord dans un lieu chaud.

Quant à l'action passagère du froid au moment de la naissance, loin de nuire à l'établissement de la respiration, il
m'a semblé qu'elle le favorisait lorsqu'il avait peine à se faire,
dans les cas où les fœtus n'avaient été extraits que vers la
limite de leur survie.

5.

Je remarquerai en général sur le froid, que lors même qu'il a produit dans les petits lapins une asphyxie complète et d'une assez longue durée, ils reviennent par la seule chaleur avec une facilité qui m'a toujours surpris. Nous avons vu qu'à une température de + 6° (   ), dans un air tranquille, ils sont complétement asphyxiés en moins d'une demi-heure, et qu'après être demeurés dans cet état au-delà d'une seconde demi-heure, leur respiration se rétablit assez vite en les réchauffant. Si une aussi longue asphyxie avait été produite par l'eau chaude, il ne serait pas possible de les rappeler à la vie par aucun moyen. Il est vrai que pour l'ordinaire ils meurent au bout de quelques heures, et c'est un fait très-digne d'attention. Mais je dois observer que je n'examine ici les divers accidents auxquels sont sujets les fœtus à l'époque de l'accouchement, que par rapport à leurs effets sur l'établissement de la respiration, sans m'arrêter à ceux qu'ils peuvent avoir par la suite, et sur lesquels j'aurai occasion de revenir.

En attendant que nous examinions l'action du froid sur d'autres espèces, on peut, ce me semble, conclure des faits qui précèdent, que si la limite naturelle de la survie des lapins n'est pas sensiblement dérangée par une exposition à l'air à une température de + 7° (   ) pendant 12 min., ni même par une immersion de 6 min. dans de l'eau à + 5° (   ), malgré que par leur délicatesse et leur très-petit volume ils donnent une fort grande prise au froid, il est très-vraisemblable que dans les espèces plus grandes et plus fortes il faudrait que la limite naturelle de la survie des fœtus embrassât une durée considérable, et que la température du lieu fût très-basse, pour que le froid les fît périr dans le ventre de leur mère, après sa mort, avant d'avoir atteint cette limite.

J'ai peut-être trop insisté sur ces détails, mais j'espère que ceux qui se rappellent les précautions multipliées et parfois bizarres que les auteurs conseillent pour empêcher le ventre des femmes mortes enceintes de se refroidir, me les pardonneront.

Un autre accident que le fœtus peut éprouver, suivant quelques auteurs, est l'hémorrhagie par le placenta, lorsque ce dernier se décolle prématurément. Cette hémorrhagie, disent-ils, le jette dans un état de syncope qui peut même être assez forte pour qu'il ne soit plus possible de le rappeler à la vie.

Dans les expériences précédentes sur le froid, des lapins exposés sur une table dans leurs membranes avec leur placenta et leurs vaisseaux ombilicaux intacts, ne l'avaient jamais ensanglantée, au moins d'une manière un peu notable. Mais l'hémorrhagie n'avait peut-être été empêchée que par le froid. Pour m'en assurer, j'en ai extrait vers la 4e min. avec toutes les parties de l'arrière-faix bien entières, et je les ai plongés dans de l'eau échauffée à $32°$ (   ); ils ne l'ont point ou l'ont très-peu ensanglantée, et les membranes ayant été rompues de $15 \frac{1}{2}$ min. à 16 min., leur respiration s'est établie et ils se sont comportés par la suite comme s'ils étaient restés dans la matrice jusqu'à cette époque.

Mais le placenta, soit décollé, soit adhérent, n'aurait-il point d'ailleurs par lui-même quelque influence sur la survie des fœtus? Ceci me conduit à examiner un accident assez commun dans les accouchements, je veux parler de la compression du cordon ombilical. Dans toutes les expériences mentionnées jusqu'ici, le placenta est resté uni aux vaisseaux ombilicaux, et ces vaisseaux sont demeurés libres et sans compression jusqu'au moment où la rupture des membranes a permis aux fœtus de respirer, et l'on a vu qu'ils survivaient le même temps, soit que le placenta fût demeuré adhérent à la matrice jusqu'à la fin, soit qu'il en eût été détaché de très-bonne heure. Mais qu'arriverait-il si le cordon était tiré ou comprimé un certain temps avant la limite de la survie? L'opinion de plusieurs auteurs sur la distribution des vaisseaux ombilicaux dans le placenta peut laisser des doutes à cet égard. Ils admettent que les dernières ramifications des artères ombilicales se distribuent en deux manières : une partie est destinée à établir la communication avec la mère, et ne s'anastomose point avec les radicules de la veine ombilicale; l'autre partie s'y anastomose immédiatement et forme une circulation propre au fœtus et entièrement étrangère à la mère. Suivant les mêmes auteurs, cette dernière circulation continue seule après le détachement du placenta, ou après la mort de la mère; et ils paraissent lui attribuer une certaine influence sur la durée de la survie du fœtus. Quelques-uns assurent même que le cordon ne saurait être comprimé un seul instant sans jeter aussitôt le fœtus dans le danger le plus imminent. Si cette opinion était fondée, il y aurait une grande différence dans la durée de la survie du fœtus, suivant que la circulation demeurerait libre dans le cordon ombilical, ou qu'elle y serait interceptée par une compression ou par une ligature; et de là découleraient des considérations importantes pour la pratique des accouchements et pour la médecine légale. Cette question méritait donc d'être soumise à des expériences directes. En consé-

(39)

quence, j'ai fait la ligature des vaisseaux ombilicaux par-
dessus les membranes à plusieurs lapins vers la 5ᵉ min.;
puis je les ai abandonnés sur une table, en sorte qu'ils étaient
de plus exposés à l'action du froid. Cependant leurs membranes ayant été rompues de 15 ½ min. à 16 min., ils ont
respiré et se sont rétablis comme les précédents.

J'ai eu occasion, dans ces dernières expériences, d'examiner avec plus d'attention que je n'avais fait jusqu'alors
l'état des vaisseaux ombilicaux à diverses époques de la mort
de la mère. J'ai trouvé, à cet égard, une grande variété;
quelquefois je n'y ai plus aperçu de battements après 8 min.,
d'autres fois, ils en conservaient encore d'assez apparents
à 12 et même à 16 min. et au-delà. Je les ai vus presque
vides à 9 min., et donnant à peine quelques gouttelettes de
sang après leur section; dans d'autres circonstances, ils
étaient encore assez pleins à 15 et même à 17 min., et si on
les coupait, ils répandaient une certaine quantité de sang.
Je n'ai pas observé que toutes ces différences en aient indiqué aucune dans la durée de la survie. Dans tous ces cas
le rhythme des battements du cœur était à peu près le même,
et il est sensiblement demeuré tel depuis la 4ᵉ ou 5ᵉ min.
jusqu'au-delà de la 20ᵉ et souvent de la 30ᵉ; seulement ils
variaient en force dans les divers lapins et aux diverses époques de la mort de la mère.

Avant de parler des autres accidents auxquels les fœtus
sont exposés, je rappellerai en peu de mots la théorie reçue
touchant l'état de mort apparente que présente fréquemment
l'enfant nouveau-né. Cet état est attribué à deux affections
très-distinctes et qu'on désigne, l'une sous le nom d'asphyxie, l'autre sous celui d'apoplexie des nouveau-nés. Les

différentes causes qu'on assigne à la première de ces affections peuvent se rapporter à la compression du cordon
ombilical. En ce sens, toutes les expériences dont j'ai parlé
jusqu'ici appartiennent à l'asphyxie. Nous avons vu que sa
cause unique et générale est la cessation de l'influence maternelle, quelle qu'elle soit, et que l'effet en est à peu près
constant, soit que le placenta ait ou n'ait pas été détaché,
que le cordon ait été lié, comprimé ou soit demeuré libre,
et que le fœtus ait été exposé un certain temps à un degré
de froid modéré, ou qu'il ait conservé la température intérieure de la mère....................................
....
....
......., ainsi qu'à la compression et aux diverses lésions que
peut éprouver le cerveau dans un mouvement laborieux,
c'est de ce dernier ordre d'accidents dont il me reste à étudier les effets.

Et d'abord, pour ce qui regarde l'entortillement du cordon autour du cou, il est évident que son action sur la vie du
fœtus est nécessairement complexe; car c'est en arrêtant le
sang dans les vaisseaux de la tête, qu'on assure qu'il produit
l'apoplexie. Or, il n'est pas possible que le cordon soit assez
serré sur le cou pour que la circulation soit arrêtée dans les
veines jugulaires, et notamment dans les internes, sans qu'elle
le soit en même temps dans la veine, et même dans les artères ombilicales. L'apoplexie produite par cette cause serait
donc toujours compliquée d'asphyxie, et par conséquent la
durée de la fièvre devrait être moins longue, autrement il y
aurait cause sans effet.

Le cordon est beaucoup trop court dans les lapins et dans

les trois autres espèces sur lesquelles j'ai fait mes expériences,
pour que j'aie pu simuler parfaitement le cas. On peut même
dire qu'à proprement parler, il n'y a point de cordon dans tous
ces animaux : à peine leurs vaisseaux ombilicaux sont-ils sortis
du ventre qu'ils s'épanouissent plus ou moins, et pénètrent
dans le placenta après un assez court chemin. Cependant,
pour abréger, je me suis servi et je me servirai encore quelquefois du mot cordon. Du reste, cette imitation exacte n'é-
tait pas nécessaire pour la certitude du résultat ; car il est
évident qu'en tirant fortement le cou par-dessus les membranes, je devais produire à la fois l'asphyxie et l'apoplexie.
J'ai fait deux fois cette expérience, et, eu égard à la délicatesse des petits lapins, je pense leur avoir serré le cou de manière à ce que, proportion gardée, celui d'un enfant né pourrait l'être plus fortement par le cordon, sans décoller le placenta, ou produire d'autres accidents graves. J'ajoute que,
dans les lapins, la compression des jugulaires est beaucoup
plus facile que dans le fœtus humain, en ce que, dans ces
animaux, l'interne se réunit à l'externe vers le larynx, et
qu'ensuite leur tronc commun marche immédiatement sous
le peau jusqu'à son entrée dans la poitrine. Dans l'une des
deux expériences dont je parle, la ligature du cou fut faite à 9
min., et relâchée à 15 $\frac{1}{2}$; dans l'autre, elle fut faite à 15 min.,
et relâchée à 17 min. Ces deux lapins respirèrent et se remirent très-bien. Il est hors de doute que le résultat de
ces expériences est également applicable au cas où la constric-
tion du cou est produite par le cordon ombilical, et à celui
où elle l'est par l'orifice de la matrice dans l'accouchement
par les pieds ; mais dans ce dernier cas, le cordon est toujours
comprimé en même temps que le cou.

Je passe aux lésions du cerveau. La plus fréquente est celle causée par la compression que permet la mobilité de plusieurs os du crâne dans le fœtus humain, et qui peut être assez considérable quand le bassin est étroit, ou qu'on applique le forceps. Il n'est pas facile d'étudier sur les petits lapins les effets d'une semblable compression; car les os de leur crâne, réunis d'une manière moins lâche, n'admettent que peu de mobilité : ils n'ont point de fontanelles. On n'observe en place de la fontanelle antérieure qu'un petit espace cartilagineux, et leurs sutures, au lieu d'être séparées par des espaces membraneux, ne sont marquées que par un liséré cartilagineux ; on ne peut donc pas exercer sur leur cerveau une compression égale et uniforme, par le simple rapprochement des os du crâne. On est réduit à en produire une plus inégale et nécessairement plus grave en les déprimant. Ils sont assez flexibles pour qu'on puisse porter cette dépression à un degré considérable. Je l'ai opérée sur six lapins, pendant 1 min. chaque fois, et toujours avec le pouce, que j'appuyais sur le sommet de la tête. Je pressais autant que le crâne pouvait céder, et jusqu'à rendre les yeux très-brillants hors de leurs orbites. Dans un de ces lapins, le cerveau fut comprimé à 5 min. ; il le fut à 8 min. dans un autre, et à 12 min. dans le troisième. Dans tous les trois, je rompis les membranes aussitôt après avoir cessé la compression : les deux premiers respirèrent, mais tardivement et avec autant de peine que s'ils avaient été extraits dans la limite de leur survie. Mais enfin leur respiration était assez bien établie au bout d'environ un quart d'heure. Le troisième respira aussi, mais encore plus péniblement. Sa respiration demeura rare et très-laborieuse, et cessa entièrement au bout d'une demi-

(43)

heure. Dans le quatrième lapin, la compression fut exercée
à 9 min. ; il fut ensuite laissé dans les membranes jusqu'à
14 min. Il y fit d'abord plusieurs efforts d'inspiration, lesquels s'arrêtèrent au bout de 1 ou 2 min., et ne se renouve-
lèrent pas après la rupture des membranes. Le cinquième,
soumis à la même épreuve à 15 min., eut ses membranes
rompues à 16 min., et ne respira point.

Il paraissait résulter de ces expériences qu'une pression,
même assez forte, du cerveau, n'empêchait la respiration
de s'établir qu'autant qu'elle se trouvait réunie à une asphyxie dont la durée excédait la moitié de l'espace compris
dans la limite naturelle de la survie. Mais dans le premier
lapin, où la compression fut faite dès 4 $\frac{1}{2}$ min., et la rupture
des membranes à 5 $\frac{1}{2}$. min., la respiration n'eut pourtant pas
lieu. Il est vrai qu'il était très-peu développé ; il ne pesait que
9 gros (   ) ; mais ce fait n'en prouve pas moins que la
compression du cerveau peut empêcher la respiration de
s'établir dès les premières minutes de l'asphyxie. Il restait à
prouver si, à quelque époque que ce fût, cet empêchement
avait lieu, parce que la lésion du cerveau était telle que l'animal ne pouvait plus vivre, ou bien seulement parce qu'elle
avait abattu ses forces au-dessous du degré nécessaire pour
qu'il puisse faire de lui-même ses premières inspirations.
Si cette dernière cause était la véritable, il suffisait d'établir
artificiellement la respiration en insufflant de l'air par la trachée-artère, pour ranimer les forces de l'animal, et le mettre en état de la continuer de lui-même. C'est, en effet, ce
que j'ai essayé, mais sans avoir pu réussir. L'insufflation de
l'air au moyen de la trachéotomie est, d'une part, difficile
sur les petits lapins, comme je l'ai déja dit, et d'une autre,

6.

elle a beaucoup de dangers pour eux. Je ne la tentai qu'à 25 minut. sur le sixième; il était trop tard. Je m'y étais pris de meilleure heure sur les autres; mais chez les uns, l'air ne pénétra pas dans les poumons; chez les autres, l'opération fut contrariée par des accidents qui la rendirent sans effet ou même préjudiciable.

Nous verrons quels résultats nous donneront des expériences semblables faites sur les autres espèces, et je me propose d'y revenir, même sur les lapins. En attendant, j'ai eu recours à un moyen analogue à celui que j'avais employé en étudiant l'action du froid; je veux dire que j'ai essayé ce que peut la compression du cerveau sur la respiration, quand cette dernière est bien établie. J'ai donc pris deux lapins, dont la mère était accouchée naturellement depuis environ 12 heures, et je leur ai écrasé le sommet de la tête avec le pouce, pendant 1 minute. L'un rendit du sang par les narines, se roidit, puis s'agita continuellement pendant quelques minutes : sa respiration ne se faisait d'abord que par bâillements. Après avoir été rare et laborieuse pendant environ 10 min., elle se rétablit assez promptement, mais il ne prit point d'accroissement, maigrit beaucoup, et mourut au bout de 3 ½ jours. L'autre ne rendit point de sang par les narines, mais il eut des bâillements, et se roidit comme le premier. Du reste, il s'agita peu, et sa respiration était bien rétablie au bout de 2 min. Il maigrit aussi considérablement pendant 3 jours, après quoi il se remit peu à peu, et prit beaucoup de développement. Dans l'un et l'autre, le crâne s'était restitué presque aussitôt que la compression avait cessé. Je trouvai dans le premier les os pariétaux désunis d'avec le coronal, et le cerveau réduit comme en bouillie de couleur rosacée, se faisant jour par cette suture jusque sous la peau. Il y avait

(45)

beaucoup de sang épanché aux deux côtés de la base du
crâne, vers les oreilles. Quant aux lapins dont j'ai parlé d'a-
bord, ceux qui ne respirèrent point avaient sous le crâne
une sérosité sanguinolente, visible même à travers les pariétaux: Leur cerveau était ramólli, et contenait un peu de sang
épanché. Je ne dois pas omettre que, dans ces derniers, la
compression du cerveau ne parut produire aucun effet immédiat sur les battements du cœur, lesquels demeurèrent sensiblement ce qu'ils auraient été pendant un simple état d'asphyxie. Dans le sixième, par exemple, ils étaient encore
très-distincts et très-réguliers à 25 min., lorsque je lui insufflai de l'air dans les poumons.

On conçoit que les résultats de toutes ces expériences ne
sont pas bien comparables, car ils dépendent en grande partie du degré de compression qui a eu lieu. Or, il est également
impossible d'opérer dans tous les cas la même compression,
et d'apprécier à quel degré elle a été plus forte dans un cas
que dans l'autre. Ayant donc voulu savoir quels seraient les
effets de lésions produites par des causes moins variables, et
dont l'action fût sensiblement la même dans les différents
cas, j'ai pris une grosse aiguille à coudre, et lui ai fait tra-
verser le crâne de quelques lapins, en deux directions opposées à angle droit : ainsi, après l'avoir fait entrer par un côté
de la tête, entre l'œil et l'oreille, je l'ai poussée jusqu'à ce
que sa pointe ait paru du côté opposé; l'ayant retirée après
cela, je l'ai enfoncée vers le milieu de la suture sagittale,
jusqu'à ce qu'elle ait percé la peau entre les deux branches
de la mâchoire inférieure ; après quoi elle a encore été retirée.
Cette expérience a été faite sur un premier lapin à 6 min.,
sur un second à 12 minutes, et sur un troisième à 13 min.
Les deux premiers rendirent quelques gouttelettes de sang

par les narines. Dans tous les trois, les membranes furent
rompues aussitôt que l'aiguille eût été retirée pour la seconde
fois. Ils respirèrent, mais un peu plus tardivement et plus
péniblement qu'ils n'auraient fait sans cette opération , surtout le troisième. Cependant le troisième se remit, si bien
lui-même, qu'au bout d'un quart d'heure il se traînait, sur
la table, sur laquelle il resta jusqu'à 3o min., par une température de 14°, et s'il en tomba deux fois sur le carreau,
cela ne l'empêcha pas de se porter aussi bien que les autres.
Il mourut de faim au bout de 3 jours, de même que le second. Mais le premier, allaité par une autre lapine, s'est très-
bien nourri, et a survécu.

J'ai ensuite essayé ce que produirait une lésion plus grave,
mais exercée encore de manière qu'elle fût à peu près la
même dans les différents cas : pour cela j'ai enfoncé une aiguille par le milieu de la suture sagittale, et dans la direc-
tion du diamètre vertical du crâne. Après l'avoir fait pénétrer
jusqu'aux deux tiers à peu près de la longueur de ce diamètre , je lui ai fait faire un tour de moulinet, de manière que
sa pointe embrassait dans ce tour la plus grande partie du
diamètre transversal de la tête. Cette expérience fut faite
d'abord sur un lapin à 8 min. ; surpris de le voir respirer
aussitôt que les membranes furent rompues, je replongeai
l'aiguille comme la première fois, et lui fis faire encore un
tour de moulinet. Il n'en continua pas moins de respirer.
C'était à 9 heures du soir qu'il avait subi cette épreuve ; à 2
heures après minuit, il paraissait assez bien portant, seulement il était moins vigoureux que d'autres de la même portée, qui n'en avaient subi aucune. Je le trouvai mort le lendemain matin, à 10 heures. J'ai répété depuis la même

expérience, mais par un seul tour de moulinet, sur deux autres lapins; sur l'un à 9 minutes, et sur l'autre à 12 min. Dans l'un et l'autre, les membranes furent rompues aussitôt que l'aiguille eut été ôtée. La respiration s'établit dans le premier à peu près comme elle eût fait sans cela. Elle fut d'abord difficile et laborieuse dans le second, ce qui dura peu. Tous les deux parurent bien portants tout le temps qu'ils survécurent; ils moururent par accident au bout de 24 heures.

J'ai encore eu recours à la comparaison avec des lapins qui avaient respiré. J'en ai pris deux, nés depuis trois jours. J'ai fait faire à l'aiguille un tour et demi de moulinet dans le cerveau de l'un, et deux tours dans celui de l'autre. Leur respiration n'en a été que médiocrement dérangée. Le premier a rendu une certaine quantité de sang par la piqûre, et ne s'est agité qu'un instant. Il a survécu et en bonne santé. Le second n'a point saigné, s'est agité un peu plus, et est demeuré sujet à des mouvements convulsifs qui revenaient par intervalles, et étaient accompagnés de petits cris. Il n'a pris aucun développement, et est mort le sixième jour dans une maigreur excessive. Son cerveau ne m'a offert aucun épanchement, ni aucune trace de lésion un peu notable. Celui des trois premiers était très-ramolli, et contenait un peu de sang épanché.

En parlant des causes de l'asphyxie et de l'apoplexie des nouveau-nés, je n'ai point fait mention de la moelle épinière, parce que les auteurs ne s'en expliquent point formellement; on ne distingue pas bien dans leurs écrits si c'est l'asphyxie, l'apoplexie, ou une troisième affection qui serait une sorte de paralysie universelle, qu'ils attribuent à cette lésion. Du reste, la plupart s'accordent à en redouter beaucoup les effets. C'est surtout dans les accouchements par les pieds, lorsque l'on tire sur le tronc pour extraire la tête, que la moelle épinière est exposée à souffrir. Et comme c'est après les accouchements de ce genre que les enfants se présentent le plus fréquemment dans un état de mort appa-rente, on regarde assez généralement les tiraillements de cette moelle comme une des principales causes qui le pro-duisent. Or, ces tiraillements peuvent être simples ou com-pliqués. Dans le premier cas, les vertèbres cervicales n'ont éprouvé aucun dérangement, et la moelle n'a souffert qu'une extension plus ou moins forte. Dans le second cas, les ver-tèbres ont été tellement déplacées par luxation, fracture ou autrement, que la moelle a été comprimée ou dilacérée. En étudiant les effets du tiraillement, soit simple, soit com-pliqué, j'ai eu soin qu'ils fussent toujours réunis à une asphyxie d'une certaine durée. Car, dans l'accouchement par les pieds, le tiraillement de la moelle est nécessairement accompagné de la compression du cordon ombilical.

Pour le tiraillement simple, ayant extrait un lapin à 13 min., je l'ai saisi d'une main par la poitrine, et de l'autre par la tête, sur laquelle je tenais les membranes assez exac-tement appliquées pour qu'il ne pût pas respirer, en cas qu'elles se rompissent. Puis j'ai tiré assez fortement. Après avoir continué ces tiraillements pendant 1 min., je l'ai dé-gagé de ses membranes. Il était très-flasque, et a tardé près d'une minute à respirer. Il s'est ensuite remis assez promp-tement, et bien qu'il fût demeuré sur la table jusqu'à 30 min., à une température de + 14°; un autre eut, à 15 min., le cou tiraillé de la même manière pendant un peu plus d'une demi-minute. Dégagé de ses membranes à 16 min., ses premières inspirations furent encore plus tardives et plus laborieuses que dans le précédent; mais il se remit tout aussi bien.

Malgré que ces tractions me parussent considérables pour des animaux aussi délicats, je reconnus que je n'avais opéré aucun dérangement notable dans les vertèbres, et que pour obtenir les effets de ce que j'ai appelé le tiraillement compliqué, il fallait en faire non-seulement de plus fortes, mais avec d'assez grands mouvements de torsion. C'est ce que j'exécutai d'abord sur un lapin extrait à 12 min. Pendant les tiraillements, qui durèrent une min., la tête et la poitrine s'aplatissaient entre mes doigts. Les membranes rompues à 13 min., il fit tardivement quelques rares et faibles inspirations, lesquelles firent pourtant entrer un peu d'air dans les poumons. Mais ces mouvements s'arrêtèrent bientôt sans retour. Désirant connaître ce qui arriverait si ces épreuves étaient compliquées d'une asphyxie moins longue, deux lapins y furent soumis dans un autre cas, l'un à 8 min., l'autre à 9 $\frac{1}{2}$ min. Tous les deux eurent le cou tiraillé durant le même temps et de la même manière que le précédent. L'effet fut aussi à peu près le même : ils firent l'un et l'autre quelques faibles efforts d'inspiration, qui cessèrent presque aussitôt. Je ne pus examiner les poumons que de l'un d'eux; il n'y était point entré d'air. Enfin, dans ce troisième cas, je raccourcis encore la durée de l'asphyxie, en faisant la même expérience, avec les mêmes circonstances, à 6 min. Le dernier lapin ne fit même pas d'efforts pour respirer, ou du moins je n'en aperçus point.

La question dont j'ai parlé en traitant de la compression du cerveau, se présentait encore ici : ces quatre lapins

étaient-ils irrévocablement morts, ou seulement dans un état
de faiblesse qui les mettait hors d'état d'établir eux-mêmes
leur respiration ? Pour la décider, j'ai pareillement eu recours à l'insufflation de l'air sur la trachée-artère. J'ai été
cette fois plus heureux. L'insufflation a complétement réussi.
Je ne l'ai pratiquée que sur deux de ces quatre lapins : sur
le troisième à 20 min., et à 22 min. sur le quatrième. Les
battements de leur cœur étaient encore distincts et réguliers,
mais la sensibilité était éteinte dans tous les deux. Dans l'un
et l'autre, l'insufflation avait à peine été continuée pendant
1 min., que les battements du cœur prirent une accélération
très-marquée ; et enfin ils devinrent presque aussi fréquents
que si la respiration eût été établie. La sensibilité reparut
aussi, et elle était assez vive au bout de 6 minutes. Je cessai
alors l'insufflation : les battements du cœur se ralentirent assez
promptement, revinrent à l'état où ils étaient au commencement, et la sensibilité s'évanouit. Je recommençai à la suivre,
et les mêmes phénomènes reparurent pour disparaître de la
même manière dès que je l'interrompis, sans qu'aucun de ces
deux lapins ait fait un seul effort d'inspiration, du moins
un peu apparent, pendant ces deux tentatives. J'ajouterai que
leur poitrine ayant été ouverte vers la 60ᵉ min., le diaphragme
se contractait, soit en le touchant lui-même avec le scalpel,
soit en touchant seulement l'un ou l'autre de ses nerfs.

Dans le grand nombre de fois que j'ai essayé l'insufflation
de l'air par la trachéotomie sur les jeunes animaux, je n'ai
jamais vu le cœur prendre une pareille accélération, sans
qu'ils aient respiré spontanément ; et pour l'ordinaire, les inspirations spontanées commencent quelques minutes avant
que la sensibilité renaisse. Je n'hésite donc point à dire que

ces deux lapins ne pouvaient plus vivre; et sans doute, il en était de même des deux autres. Dans tous les quatre, la colonne vertébrale, sans être entièrement séparée de la tête, en était disjointe à un degré notable. Il y avait du sang épanché à la partie postérieure du cerveau, laquelle était elle-même très-ramollie. La moelle l'était aussi à sa sortie du trou occipital, mais plus dans le quatrième que dans les trois autres; elle était comme désunie et broyée dans celui-là; enfin, il y avait une meurtrissure entre les deux épaules.

Il paraît donc que dans les fortes tractions sur le cou, accompagnées de grands mouvements de torsion, il y a non-seulement lésion et broiement de la moelle épinière, mais la tête étant un des points d'appui de tous les mouvements, il y a en même temps compression et lésion de la partie postérieure et inférieure du cerveau. Cette considération m'a conduit à rechercher ce qui aurait lieu, si la moelle était seule offensée au-dessous de l'occipital. J'ai donc enfoncé une aiguille à cet endroit, et ne l'ai retirée qu'après avoir senti que sa pointe était arrêtée par le corps des vertèbres. Cette expérience fut faite à 7 min., et les membranes rompues à 8 min. L'animal tarda un peu à respirer, mais il se rétablit et s'est ensuite très-bien porté. Dans le dessein d'opérer une lésion plus grave, je substituai un petit scalpel à l'aiguille; après l'avoir enfoncé jusqu'au corps des vertèbres, je fis faire à son tranchant un petit mouvement de droite à gauche, comme pour diviser la moelle. C'était à 14 min.; les membranes furent rompues à 15 min. L'animal ne respira point; mais peut-être cela dépendait-il en partie de cette asphyxie de 15 min. Pour éclaircir ce doute, je repris peu de temps après la même expérience et avec le même scalpel à 8 min.

Je rompis les membranes à 8 ¼ min. Il n'y eut que quelques légers efforts d'inspiration, et la sensibilité s'éteignit vers la 13ᵉ min. Je me décidai alors à revenir à l'introduction de l'aiguille dans mes prochaines expériences. Je l'enfonçai comme la première fois ; mais avant de la retirer, je la portai alternativement et doucement, de droite à gauche, dans tout le diamètre du canal vertébral. L'introduction ayant eu lieu dès la 6ᵉ min., les membranes furent rompues à la 7ᵉ. Le résultat fut le même qu'après l'introduction du scalpel.

J'ai encore eu la satisfaction de voir réussir sur l'un de ces trois derniers lapins l'insufflation de l'air par la trachée-artère. Ce fut sur l'avant-dernier ; je la pratiquai à 19 min. ; les battements du cœur, distincts alors, mais n'excédant guère le nombre de 60 par min., s'accélérèrent assez promptement et la sensibilité reparut. Tous ces phénomènes cessèrent avec l'insufflation ; mais je ne parvins pas à les reproduire, parce que je tardai trop à la recommencer. C'est en vérité un spectacle bien singulier de voir la circulation et la sensibilité se ranimer à un tel degré dans un animal réellement mort ; et c'est en même temps une preuve bien frappante de la puissance de l'insufflation de l'air dans les poumons.

Bien que je ne conservasse aucun doute que l'action cérébrale était anéantie dans les fœtus sur lesquels j'avais produit ces phénomènes, et que par conséquent ils ne vivaient plus, désirant mettre cette importante matière dans tout son jour, j'ai tenté d'obtenir les mêmes effets de l'insufflation de l'air sur des fœtus dont la tête était entièrement séparée du tronc. J'en ai donc ainsi décapité trois avant de rompre leurs membranes de la 4ᵉ à la 7ᵉ min. ; mais plusieurs causes que j'indiquerai plus bas, m'ont empêché de réussir

Je n'en ai pas moins vu avec étonnement la tête faire des
bâillements comme pour respirer pendant plusieurs minutes,
et le tronc s'agiter d'abord spontanément, puis demeurer
sensible au simple pincement des pattes, jusqu'à la 10e ou
12e min., et même au-delà.

Je reviens aux trois derniers lapins dont j'ai blessé la
moelle épinière par le scalpel et l'aiguille au-dessous de
l'occiput. Cette substance était en pulpe et me parut divisée
à cet endroit. Il y avait du sang épanché dans le canal vertébral.

Il me reste à parler des effets produits par de semblables
lésions de la moelle épinière dans des lapins dont la respiration est établie. Je les ai exercés sur ces animaux à divers
âges; mais il ne sera mention ici que de ceux qui étaient
récemment nés. Ces lésions ont été de deux sortes, comme
pour les fœtus qui n'avaient point respiré, par le tiraillement
du cou, et par des blessures avec des instruments introduits
dans le canal vertébral près l'occiput.

Nous avons vu que ce que j'ai appelé le tiraillement simple
n'apportait pas d'obstacle bien marqué à l'établissement de la
respiration. Je n'ai, en conséquence, tenté sur les lapins
dont il est ici question que le tiraillement compliqué, en
opérant des tractions fortes et accompagnées de grands
mouvements de torsion; le premier lapin soumis à cette
épreuve était né depuis 10 heures. Le tiraillement ayant été
continué pendant une ½ min., sa respiration ne fut suspendue que pendant une min.; ce qui me détermina à le recommencer 3 min. après l'avoir cessé, et par des tractions
plus fortes et des mouvements de torsion plus grands que la
première fois. La respiration fut suspendue pendant 3 min.,

puis elle recommença péniblement, et fut irrégulière pendant 8 min., après quoi elle se rétablit promptement dans
son premier état. Dans un autre, né depuis 20 heures, de
semblables tractions continuées encore pendant une demi-
minute suspendirent la respiration pendant 2 min.; elle fut
ensuite laborieuse pendant environ 10 min. Dans un troisième, elle fut arrêtée pendant 4 min., ne recommença que
par des inspirations petites et fréquentes, qui ne furent
bien prononcées qu'à 6 min., et il ne revint à l'état naturel
qu'au bout d'environ 15 min. Enfin un quatrième, né depuis
2 heures, eut le cou si fortement tiraillé pendant 40 secondes
que la peau fut déchirée presque tout autour. J'observai
pendant les deux ou trois premières minutes de fréquents
et très-petits mouvements des flancs; mais je les attribuai à
des palpitations du diaphragme, que j'ai souvent remar-
quées dans les jeunes animaux en les ouvrant peu de temps
après leur mort, plutôt qu'à de véritables contractions de
ce muscle. Il ne reparut aucune inspiration bien manifeste,
malgré que l'animal fût encore très-sensible au simple pincement des pattes à 6 min. et ne cessât de l'être qu'un peu
après 10 à 12 min. Les battements du cœur étant très-distincts au travers des parois de la poitrine, j'insufflai de l'air
dans les poumons; les battements du cœur prirent bientôt
une grande accélération, et à 13 min. la sensibilité était
ranimée. Peu après, l'animal s'agita spontanément, mais il
ne fit aucun mouvement de respiration, d'où je conclus
qu'il était mort. Je trouvai du sang épanché sous la peau
du crâne au-dessus de l'occipital et de la partie postérieure
des pariétaux. Ces deux derniers os étaient entièrement
désunis du premier. Il y avait aussi du sang épanché sur le

cervelet : enfin la moelle épinière présentait à sa sortie du crâne un cercle d'un rouge-brun ; elle était très-ramollie dans cet endroit et comme divisée par trituration.

Il résulte de ces expériences que le tiraillement compliqué ne contribue pas autant à arrêter la respiration quand elle est établie, qu'à l'empêcher quand elle ne l'est pas encore. Elles confirment en même temps que la lésion de la moelle épinière produite ainsi est toujours accompagnée d'affections plus ou moins graves du cerveau, et, ce qu'il faut remarquer, de cette partie du cerveau dont les lésions paraissent être les plus dangereuses. C'est donc encore comme je l'avais fait à l'égard des fœtus qui n'ont point respiré, pour connaître les effets de la lésion unique de la moelle, que je l'ai blessée directement dans des expériences assez nombreuses dont je ne rapporterai ici que le sommaire.

Plusieurs fois j'y ai enfoncé une aiguille de manière à ne produire qu'une simple piqûre. L'aiguille n'était poussée pour l'ordinaire que jusqu'à la rencontre du corps des vertèbres, mais dans deux cas, sa pointe pénétrant jusqu'à la peau de la gorge, la respiration aura été à peine dérangée: quelquefois seulement elle a paru plus haute et plus rare pendant quelques minutes.

Dans d'autres cas, pour essayer ce que produiraient des dilacérations partielles, après avoir enfoncé l'aiguille jusqu'au corps des vertèbres, j'en ai porté la pointe vers l'un des côtés jusqu'à la rencontre de la paroi du canal vertébral. Le plus souvent la respiration en a été simplement dérangée ; elle est devenue haute et laborieuse pendant quelques minutes, sans avoir été suspendue. Mais dans un cas elle l'a été complètement pendant 6 min. Dans cet intervalle, l'animal ne ressent que des tiraillements, sans aucun mouvement des flancs ; enfin vers la 6ᵉ min. la respiration recommença peu à peu, mais elle ne fut passablement rétablie qu'au bout de plus d'un quart d'heure. Cinq heures après, cet animal paraissant très-bien remis, j'enfonçai derechef l'aiguille au même endroit, puis j'en portai la pointe du côté opposé, afin d'achever de diviser sa moelle ; mais, soit que l'aiguille n'ait pas rencontré la première section, soit qu'elle n'ait pas pénétré toute l'épaisseur de la moelle, la respiration fut suspendue seulement pendant deux minutes, et assez bien rétablie en moins d'un quart d'heure. L'effet fut différent dans deux autres cas où l'aiguille avait été introduite de même au milieu de la moelle en deux reprises à six heures d'intervalle l'une de l'autre, puis portée chaque fois du centre à la circonférence du canal vertébral et en sens contraire la seconde fois de la première ; la mort eut lieu immédiatement après la deuxième introduction. Enfin, dans une seule introduction, ayant promené la pointe de l'aiguille deux fois consécutivement dans toute la largeur du canal, la mort survint encore immédiatement.

J'ai fait les mêmes expériences avec un scalpel ordinaire à deux tranchants. Je l'ai d'abord introduit au milieu du canal vertébral, sans lui faire faire aucun mouvement latéral. Dans d'autres cas je l'ai porté du centre à l'un des côtés seulement de ce canal. Les résultats ont été sensiblement les mêmes qu'avec l'aiguille. La respiration n'en a été qu'un peu dérangée ou tout au plus suspendue pendant 3 ou 4 min. Enfin dans les cas où j'ai introduit le scalpel une seconde fois pour diviser l'autre moitié de la moelle, et dans ceux où dès la première introduction, je l'ai porté alternativement d'un côté à l'autre dans toute la largeur du canal, la respiration a encore été arrêtée sur-le-champ et sans retour. Tous ceux qui sont morts ainsi immédiatement après l'introduction, soit de l'aiguille, soit du scalpel, sont demeurés sensibles pendant plusieurs minutes et n'ont cessé de l'être qu'à la 10ᵉ min. au plus tôt, souvent plus tard, et même dans un cas que vers la 17ᵉ min. Il y avait en même temps pour tout effort d'inspiration de simples bâillements de loin en loin, lesquels ont continué pendant quelques minutes seulement dans les uns et dans les autres pendant 15 et même 19 min.

J'ai répété sur plusieurs l'expérience de l'insufflation de l'air dans les poumons, après avoir attendu que la sensibilité fût éteinte, et je suis parvenu à la ranimer ainsi que les mouvements du corps à un tel degré que les animaux s'agitaient non-seulement par le plus léger pincement, mais encore sans aucune irritation extérieure; les battements de leur cœur avaient repris en même temps une aussi grande fréquence, que s'ils eussent respiré. En cessant l'insufflation, ces battements retombaient dans l'espace de 1 ou 2 min. à l'état où ils étaient en la commençant, mais la sensibilité ne redisparaissait qu'au bout de 7 et même 9 min. Tous ces phénomènes renaissaient en recommençant l'insufflation. Je les ai reproduits ainsi à plusieurs reprises sur le même individu et les ai entretenus au-delà de 45 min., sans qu'il ait fait une seule respiration; l'examen anatomique me fit voir que la moelle épinière était entièrement divisée, et qu'elle l'était de même dans tous ceux dans lesquels la respiration ne s'était pas rétablie après l'introduction de l'aiguille ou du scalpel.

Puisque j'avais rappelé la sensibilité et la locomotion dans le tronc, malgré cette division totale de la moelle, il était hors de doute que l'action cérébrale avait été étrangère à leur reproduction. Il résultait de là qu'on pouvait donner lieu aux mêmes phénomènes, en ajustant les poumons d'un tronc entièrement séparé de sa tête. J'en avais la persuasion intime, comme je l'ai dit plus haut; mais il fallait en donner la démonstration, d'autant plus que quand la moelle épinière seule est divisée, le cerveau communiquant encore avec le tronc par des vaisseaux sanguins et par plusieurs nerfs, entre autres par ceux de la 8ᵉ paire et par les grands sympathiques, on pouvait supposer une grande différence entre ce cas et celui d'une décapitation complète. J'ai indiqué ci-dessus les causes qui m'avaient empêché de réussir sur les lapins dont la respiration n'avait point encore commencé. Elles dépendent surtout de la rétraction et de la mobilité de la trachée après sa section. J'ajoute que l'insufflation est bien moins facile dans ces fœtus que dans ceux qui ont respiré, et cette circonstance me fit espérer plus de succès sur ces derniers. Je ne trouvai d'autre moyen de bien assujétir la trachée que de la laisser unie à la tête, et comme l'hémorrhagie pouvait beaucoup nuire à l'effet de l'insufflation, même la mieux conduite, pour la diminuer autant qu'il m'était possible, je liai les deux carotides avant d'en faire la section. Du reste la tête fut séparée du tronc, de manière qu'elle n'y tenait que par la seule trachée. Elle fit des bâillements pendant 6, 8 et même dans un cas 14 minutes; et le tronc, après s'être agité pendant 2 ou 3 minutes, demeura sensible jusqu'à la 10ᵉ et dans un cas jusqu'à la 14ᵉ min. C'est lorsqu'il cessa de l'être que je commençai

l'insufflation. Je l'avais à peine continuée 2 min., que la sensibilité reparut ; elle devint bientôt très-marquée, et enfin
je vis le tronc se mouvoir spontanément et sans que je le
touchasse. J'ai obtenu le même succès sur trois lapins :
seulement dans l'un les mouvements furent un peu moins
prononcés que dans les deux autres. Mais j'ai échoué sur
neuf, et ces insuccès ont servi à m'en faire distinguer les
causes. J'en ai reconnu trois : le passage de l'air dans les
vaisseaux sanguins par l'acte même de l'insufflation, accident très-fréquent ; l'hémorrhagie qui, quoi qu'on fasse,
devient souvent trop considérable ; et enfin le temps où
l'on commence l'insufflation à dater du moment où la tête
a été coupée : si l'on tarde plus de 12 ou 15 min. à la faire,
le succès est douteux.

J'avoue que de toutes mes expériences aucune ne m'a
fait autant de plaisir que celle-là. Il ne faut pas la confondre
avec les phénomènes que produit le galvanisme sur les cadavres et qui ne sont que des phénomènes d'irritabilité. Le
fluide électrique n'agit dans ces cas que comme un stimulant ;
et si son action est plus étendue et plus considérable que
celle des stimulants chimiques et mécaniques ordinaires, il
paraît que c'est uniquement parce que la grande vitesse et
la faculté conductrice des substances animales lui permettent d'irriter simultanément un grand nombre de fibres
nerveuses et musculaires, tandis que les autres stimulants n'a-
gissent que sur celles sur lesquelles ils sont immédiatement
appliqués. En un mot, le galvanisme suppose et indique que
l'irritabilité existe encore, mais il ne la ranime pas : on sait
qu'au contraire il s'épuise promptement.

Les faits avec lesquels l'expérience dont je viens de parler

8.

a un véritable rapport sont ceux que présentent plusieurs animaux à sang froid quand on les a décapités, et ce n'est pas le seul qui existe entre ces animaux et les fœtus à sang chaud. Mais elle en a surtout un bien direct avec les acéphales; et il est vraisemblable qu'elle pourra jeter quelque jour sur le mode d'existence de ces êtres dans le sein de leur mère. On a prétendu qu'ils ne vivaient que de la vie organique et on les a cités en preuve de la distinction des deux vies organique et animale. Mais cette preuve n'est pas plus solide que toutes les autres qu'on en a données, si, comme on n'en peut douter, la sensibilité et la locomotion ont lieu dans les acéphales de même que dans les fœtus décapités. Ils ont même ce *moi* si renommé en métaphysique, et considéré comme appartenant éminemment à la vie animale. Car quand je pince un fœtus décapité et dont la sensibilité n'est pas encore éteinte ou a été ranimée par l'insufflation, il s'agite comme pour se soustraire à mes pincements, et c'est bien son *moi* qui ayant le sentiment de la présence d'un corps étranger qui le blesse cherche à l'éviter.

Il résulte de toutes ces expériences sur les lésions et du cerveau et de la moelle épinière que, quand elles ont été portées à un degré capable de rendre l'établissement de la respiration impossible, la sensibilité et les mouvements spontanés ne laissent pas de subsister, et que lors même qu'ils paraissent anéantis, on peut les ranimer et les entretenir pendant quelque temps. On conçoit donc que si un enfant naissait avec de semblables lésions par suite du travail de l'accouchement, il serait réellement mort et par conséquent inhabile à succéder, aux termes de notre code

(61)

civil, bien que par une insufflation d'air dans les poumons
faite à temps, on pût ranimer ou entretenir la sensibilité et
les mouvements spontanés au point d'en imposer aux assis-
tants : ce qui rappelle cette décision d'anciens jurisconsultes
qui exigeaient pour preuve qu'un enfant était né vivant qu'on
l'eût ouï crier. C'est en effet un des signes les plus certains
qu'il est né avec cette intégrité d'organes et de fonctions qui
constitue l'homme vivant.

Il en résulte encore que l'insufflation de l'air dans les
poumons est en même temps le moyen le plus sûr de rappeler le fœtus à la vie toutes les fois que cela est possible,
et le vrai *criterium* de sa mort. Car si l'insufflation a été
faite de manière à ce que l'air ait bien pénétré dans les poumons, et qu'elle ait été continuée pendant plusieurs minutes,
sans aucun changement dans l'état du fœtus, on est assuré
qu'il est mort : mais on ne l'est pas moins, s'il vient à
donner des signes marqués de sensibilité, sans faire aucune
inspiration spontanée. Dans ce dernier cas, on connaît de
plus l'époque et la cause de sa mort; et il est indubitable
qu'il est mort en naissant et par une lésion considérable du
cerveau ou du commencement de la moelle épinière.

Dans tout ce que je viens de dire des lésions de cette
moelle, je me suis attaché spécialement à leur influence
par la respiration. Je réserve pour un mémoire particulier
les autres effets de ces lésions opérées à divers degrés et à
différents usages.

Après avoir parcouru les principaux accidents auxquels
le fœtus est exposé et avoir tâché d'en apprécier les effets sur
sa survie, je passe à ceux que peut éprouver la mère. Or, par
les accidents de la mère je n'entends pas seulement ceux qui

ont lieu pendant l'accouchement et qui en dépendent, mais encore ceux qui y sont étrangers, ainsi que les diverses maladies dont elle peut être atteinte vers la fin de la gestation. Il est évident qu'il n'importe pas moins de connaître l'influence de tous ces accidents sur la vie des fœtus, lorsqu'elle y a succombé, que lorsqu'elle y a survécu. Car si, dans ce dernier cas, cette connaissance nous éclaire sur le choix des moyens les plus convenables pour terminer l'accouchement et sauver l'enfant, dans le premier elle nous apprend quelle espérance nous pouvons concevoir de le trouver vivant après la mort de sa mère, et combien de temps il nous est permis d'attendre pour consulter cette mort, avant de procéder à son extraction par l'opération césarienne. Mais on conçoit qu'il n'est pas possible de les simuler tous sur les animaux. Réduit à n'en soumettre qu'un très-petit nombre à l'expérience, j'ai du moins tâché de les présenter dans un tel jour qu'ils puissent réfléchir quelque lumière sur la plupart des autres.

Le premier de ces accidents que j'examinerai sera l'asphyxie par submersion. On se rappelle que c'est de cette manière qu'ont péri toutes les femelles qui ont servi aux différentes expériences dont il a été mention jusqu'ici. Mais cette asphyxie n'aurait-elle point quelque influence sur la survie des fœtus, et d'ailleurs, à quelle époque ces derniers commencent-ils à être asphyxiés eux-mêmes? Est-ce dès le premier instant où la mère a la tête immergée dans l'eau, ou bien seulement lorsqu'elle est expirante, et que sa circulation est sur le point de s'arrêter, c'est-à-dire au bout de 2 ou 3 min.? Dans cette dernière supposition qui n'était pas sans vraisemblance, il est clair que la véritable durée de la survie des petits lapins serait de 14 ou 15 min. Ces doutes semblent indiquer que la méthode que j'ai suivie jusqu'ici n'était pas propre à atteindre le but que je m'étais d'abord proposé, de déterminer avec précision la limite de la survie des lapins, et que tous les résultats subséquents qui se rapportent à cette limite sont entachés de la même incertitude. J'avais bien prévu cette objection dès le commencement : il me semblait à moi-même que le moyen le plus sûr était d'ouvrir des femelles vivantes, d'en extraire les fœtus au moment où ils jouissent encore pleinement de l'influence maternelle, et de calculer sur l'instant de cette extraction la limite de leur survie et les effets des divers accidents qu'ils éprouvent. Je ne me décidai pour la submersion que parce qu'elle est plus commode, plus expéditive, et surtout parce qu'il me répugnait d'ouvrir vivantes toutes les femelles que j'étais obligé de faire périr, et dont le nombre devait être assez grand pour résoudre les diverses questions que j'avais en vue. D'ailleurs l'asphyxie par submersion ayant une marche et des effets bien constants, et produisant très-promptement la mort, il me parut facile de déterminer son influence sur la survie des fœtus en ouvrant seulement quelques femelles vivantes. Il n'y aurait plus ensuite qu'à appliquer la correction indiquée par cette voie à tous les résultats obtenus en opérant par submersion. C'est donc pour connaître cette correction que j'ai ouvert des femelles vivantes. Mais il était naturel de profiter de cette occasion pour examiner quelques points importants de la circulation du fœtus, lorsqu'il communique librement avec sa mère, et entre autres le rhythme de son pouls et la couleur du sang dans ses artères et dans sa veine ombilicale. Toutes ces femelles ont été fixées sur le dos et attachées par les quatre membres sans aucune ligature autour du corps, de manière que leur respiration continuait d'être libre et assez facile.

Dans la première ouverte ainsi, deux fœtus furent d'abord extraits avec leurs membranes entières, l'un à 4, l'autre à 5 min. à dater de l'ouverture du ventre. Le premier fut aussitôt plongé dans de l'eau à 32 deg., l'autre fut exposé sur la table, la température de la chambre étant à 10 deg. D'après ce que je viens de dire, il me semblait qu'à la 14ᵉ ou au plus tard à la 15ᵉ min. de leur extraction, ces deux lapins devaient être à peu près dans le même état que ceux des expériences précédentes à la 17ᵉ min. de l'asphyxie de leur mère. En conséquence, les membranes de l'un et de l'autre furent rompues à 14 min. Mais dans tous les deux, l'établissement de la respiration ne me parut pas plus difficile qu'il ne l'eût été dans les autres à la même époque. Il en fut de même des deux suivants extraits à 21 et à 22 min.; toujours à dater de l'ouverture du ventre, et qui demeurèrent chacun 15 min. l'un exposé à l'air, l'autre plongé dans de l'eau chaude. Mon dessein était de soumettre aux mêmes épreuves ceux qui restaient, en ne les extrayant qu'à de longs intervalles pour connaître si l'ouverture du ventre apporterait à la longue quelque changement dans la durée de leur survie. Mais la femelle accoucha naturellement de deux à 23 et à 25 min. Pareille chose est arrivée dans une autre lapine. Celle-ci accoucha même de trois. Dans toutes les deux le ventre était ouvert par une incision de plus de 5 pouces de long. Sur quoi je ferai remarquer que cet accident n'est arrivé dans aucune de celles dont le ventre n'avait été ouvert qu'autant qu'il était nécessaire pour amener au dehors les cornes de la matrice.

Le 5e, qui serait le 7e en comptant les deux sortis par les voies naturelles, ne fut extrait qu'à 45 min. et fut plongé aussitôt dans l'eau à 32 deg. Ses membranes furent rompues comme pour le 3e et le 4e à 15 min., mais il ne respira point. Le 6e extrait à 53 min. fut exposé à l'air dans les membranes pendant aussi 15 min., au bout desquelles il respira, contre mon attente.

J'examinai la couleur du sang dans les vaisseaux ombilicaux de tous ces fœtus avant de les détacher de la matrice. Elle était à peu près semblable dans les artères et dans la veine de la plupart et paraissait seulement un peu moins sombre dans la veine de quelques-uns, ce qui était conforme à l'observation de Trillat, qui, ayant ouvert des chiennes et des femelles de cochons d'Inde vivantes et pleines, n'avait trouvé aucune différence bien marquée dans la couleur de la veine et des artères ombilicales. Mais j'avoue que, malgré cela, je n'étais pas encore bien convaincu sur cet article.

Quant au rhythme du pouls avant l'extraction, il n'était pas le même dans tous. Dans le 5e par exemple, le nombre des pulsations n'excédait guère 60 par min., c'est-à-dire qu'il ne différait pas sensiblement de celui qui a lieu dans un fœtus asphyxié depuis quelques minutes; mais il était plus grand dans la plupart des autres, sans néanmoins l'être autant que dans les lapins dont la respiration est établie.

En un mot, mes expériences sur cette première femelle me laissèrent tous les doutes que je voulais éclaircir, et m'en donnèrent d'autres que je n'avais pas d'abord. Pour tâcher de résoudre toutes les difficultés, j'ai donc été obligé d'en ouvrir vivantes un plus grand nombre que je ne m'étais d'abord proposé. Il serait trop long d'exposer en détail tout ce que chacune d'elles m'a offert successivement. Je me bornerai à rapporter par ordre les principaux faits que je crois avoir successivement constatés.

Mon premier objet, comme je l'ai dit, était de déterminer la limite de la survie des lapins extraits de cette manière. Tous ceux qui l'ont été dans cette vue, l'ont été dans les premières minutes après l'ouverture du ventre de la femelle, et avec leurs membranes entières, puis immergés dans l'eau à 32 deg., ou exposés à l'air, dont la température n'a jamais été plus élevée qu'à 12 deg., et ne l'était dans deux cas qu'à 7 deg.; ils ont survécu non-seulement à 15, mais à 20 min. Deux sont même revenus à 22 min.; ce que je n'avais observé dans aucun de ceux extraits après la mort de leur mère. La plus longue survie de ces derniers n'a jamais excédé 18 min. Il y a donc entre ceux-ci et les premiers une différence de 4 min. au moins, quant à la durée de la survie, et précisément en sens contraire de celle que j'avais soupçonnée. Or, il est évident que dans les lapins extraits des femelles vivantes l'influence maternelle cesse à l'instant même de leur extraction, et que par conséquent, si ceux retirés des femelles asphyxiées n'éprouvaient autre chose que la cessation de la même influence au moment où commence l'asphyxie de leur mère, ils survivraient le même temps. Il faut donc que cette asphyxie produise encore sur eux quelque autre effet, et qu'elle les affecte de manière à raccourcir leur survie de plusieurs minutes; phénomène qui peut jeter un grand jour sur la théorie de l'influence maternelle. Un autre fait non moins propre à éclaircir cette théorie, c'est que si dans les fœtus retirés des femelles vivantes, on lie les vaisseaux ombilicaux par-dessus les membranes, leur survie n'est pas aussi

longue que quand cette ligature n'existe pas, mais elle excède encore un peu celle des fœtus relevés des femelles asphyxiées. On se rappelle qu'une semblable ligature n'apporte
aucun changement notable dans la survie de ces derniers.
Du reste, les premiers se comportent à peu près de même
que ceux-ci par rapport aux autres accidents mentionnés
précédemment. Je ne parle point ici de la limite artificielle
de leur survie : on pense bien que la limite naturelle ne saurait être plus reculée, sans qu'elle le soit elle-même à proportion. Et c'est en effet ce que j'ai observé, mais les circonstances ne m'ont point encore permis de la déterminer avec quelque exactitude.

Un autre objet que j'avais à examiner sur les femelles vivantes, était le rhythme du pouls de leurs fœtus. Il semblerait que pour le connaître, il suffit de toucher leur poitrine
à travers la matrice ou tout au plus d'examiner les battements
du cordon ombilical après l'avoir incisé. Mais il s'en faut de
beaucoup que la chose soit aussi facile ; souvent on ne distingue
pas les battements du cœur à travers la matrice, et lorsqu'on
les sent, leur fréquence n'est pas toujours semblable dans divers
fœtus à la même époque, ni dans le même fœtus à différents instants. En général, elle est beaucoup plus grande que dans ceux
extraits et asphyxiés depuis quelques minutes ; mais, dans
quelques cas, elle ne s'en éloigne pas beaucoup. Quant aux
battements du cordon, il est évident qu'ils doivent présenter
la même variabilité, et par conséquent la même incertitude.
Ce n'est qu'en multipliant les expériences et les observations,
et en y donnant toute l'attention convenable, qu'on parvient à s'assurer que dans le rhythme naturel la fréquence
des battements du cœur ne diffère pas sensiblement de ce

9.

qu'elle sera après la naissance quand la respiration sera établie, et qu'elle est si grande dans les deux cas qu'il serait impossible de les compter. Lorsqu'on la sent dans cet état, si l'on incise la matrice sans ouvrir les membranes, on ne la trouve plus la même. Après cette opération, elle est pour l'ordinaire beaucoup diminuée; et si l'on jette alors les yeux sur la veine et les artères ombilicales, on ne remarque pas de différence bien sensible dans la couleur de leur sang. On peut faire cette expérience bien des fois et ne rien observer de plus, surtout si l'on procède à l'extraction des fœtus immédiatement après ce premier examen : et c'est ce qui m'est arrivé. Mais si, tenant toujours les yeux fixés sur les vaisseaux ombilicaux, on attend quelques minutes, et même une seule dans certains cas, on voit, non pas toujours, mais néanmoins le plus souvent, que la veine prend peu à peu une teinte d'un beau rouge et qui devient très-saillante à côté des artères, dont le sang reste brun. Quand elle est ainsi devenue rouge, si l'on touche la poitrine du fœtus, on trouve que les battements de son cœur ont repris une grande accélération, laquelle ne demeure pas constante, mais varie, pour l'ordinaire, d'un moment à l'autre, et l'on remarque en même temps que la couleur de la veine passe par les différentes nuances du rouge au brun, puis du brun au rouge. Si, lorsqu'elle est bien rouge, et les battements du cœur bien fréquents, on la comprime entre les doigts, ces battements ne tardent pas à diminuer, le fœtus fait des efforts d'inspiration et manifeste en tout à peu près les mêmes phénomènes qu'il ferait après la naissance, si on interceptait sa respiration lorsqu'elle est établie, et même il n'est pas nécessaire, pour que ces phénomènes aient lieu, que la veine soit comprimée;

on les observe souvent lorsque sa couleur passe au brun, et que la circulation est ralentie dans les vaisseaux ombilicaux. Dans la plupart de ces cas, l'animal s'agite plus ou moins, fait des bâillements et des efforts d'inspiration. Ces efforts d'inspiration sont produits particulièrement par des contractions du diaphragme, qu'on distingue très-bien aux mouvements des flancs, et qui ressemblent tellement à celles qu'on remarque quand la respiration s'établit, que j'y ai été trompé plusieurs fois. Je croyais avoir rompu les membranes par mégarde, et que l'animal respirait. Mais enfin je me suis bien assuré qu'il les exerce dans les membranes parfaitement intactes, non-seulement quand il est détaché de la matrice, comme l'avait déja observé Vésale, mais même lorsqu'il y tient encore, et qu'il suffit pour cela que l'influence maternelle soit diminuée à un certain degré. Si les vaisseaux ombilicaux sont d'ailleurs libres dans tout leur trajet, on s'aperçoit qu'après quelques contractions du diaphragme, le cœur a repris de l'accélération, et alors les contractions cessent et l'animal paraît tranquille ; puis il les recommence, si les mêmes causes surviennent. En un mot, il les interrompt et les reprend d'une manière si naturelle, qu'on pourrait conclure de cela seul que ce n'est pas pour la première fois qu'il satisfait un besoin qu'il paraît éprouver dans ces circonstances ; mais nous en verrons des preuves encore plus positives par la suite.

Une question qui peut intéresser la pratique des accouchements, est de savoir si lorsque le cordon a été comprimé pendant un certain temps, la circulation s'y rétablit après que la compression a cessé. Pour m'en assurer, je l'ai comprimé pendant 2, pendant 4, et enfin pendant 6 min ; la circulation s'y est toujours rétablie et même assez promptement, ce que j'ai reconnu à l'accélération qu'ont reprise les battements du cœur, et au temps que les fœtus ont survécu sans respirer après la compression. Dans un de ces cas où j'avais comprimé le cordon pendant 6 min., la circulation s'y étant assez bien rétablie pour entretenir la sensibilité du fœtus et redonner aux battements de son cœur une certaine fréquence, je fis une seconde compression 3o min. après avoir cessé la première. Je ne continuai celle-ci que pendant 3 min., mais la circulation ne se rétablit pas dans le cordon et la sensibilité s'éteignit au bout de 8 ou 9 min. Enfin, ayant rompu les membranes 12 min. après cette deuxième compression, le fœtus ne respira point : ce qui indique que la circulation ne se rétablit plus dans les vaisseaux du cordon, quand elle était très-affaiblie au moment de la compression; et j'ai lieu de croire que la même chose arriverait même dans le cas où elle ne serait pas affaiblie, si la compression était continuée un certain temps.

Mais je reviens à la couleur noire ou brune que présente d'abord la veine ombilicale après l'incision de la matrice, pour n'en prendre une rouge que quelques minutes plus tard. Ce phénomène m'a long-temps embarrassé; je soupçonnais que l'action de l'air était une des causes, et peut-être la seule de cette teinte rouge, qui ne paraissait survenir que lorsque la veine avait été exposée à son contact. Ce qui me portait à le croire, outre le témoignage des auteurs qui avaient toujours vu la veine ombilicale noire dans les fœtus des femelles qu'ils avaient ouvertes vivantes, c'est qu'en ouvrant la poitrine d'un fœtus peu de temps après sa mort, on trouve les deux oreillettes pleines de sang noir, mais quelque temps après elles prennent une couleur rouge assez prononcée, et j'avais observé pareille chose deux ou trois fois dans la veine ombilicale elle-même, sur des fœtus extraits après la mort de leurs mères, et dont les vaisseaux ombilicaux étaient demeurés unis au placenta. Mais d'un autre côté, cette coloration par le simple contact de l'air ne pouvant avoir lieu qu'autant que le sang demeure stationnaire dans la veine ombilicale, je ne concevais pas pourquoi le rhythme du pouls se réglait si promptement sur les nuances qu'elle prenait, ni même pourquoi elle en changeait si facilement. De plus, j'avais remarqué que les oreillettes ne commencent à devenir rouges qu'assez long-temps, et souvent plus d'un quart d'heure après leur exposition à l'air; elles ont même besoin pour cela d'y être en contact immédiat, et c'est par cette raison que, pour conserver à leurs battements cette longue permanence dont j'ai parlé ci-dessus, il faut que le péricarde ait été ouvert en même temps que la poitrine; ce n'était de même qu'au bout de 15 ou 20 min. et par un contact immédiat avec l'air, les membranes ayant été rompues au moment de l'extraction, que la veine ombilicale était devenue rouge dans les trois cas dont je viens de parler. Mais cette couleur, qui d'ailleurs n'offrait pas la même teinte que dans les fœtus qui communiquent avec leur mère, n'est jamais survenue dans aucun de ceux extraits de femelles, soit mortes, soit vivantes, et exposés à l'air dans leurs membranes jusque vers la limite de leur survie. Enfin, ce qui a achevé de dissiper tous mes doutes, c'est que je suis parvenu trois ou quatre fois à trouver la veine rouge immédiatement après l'incision de la matrice. Je regarde donc comme certain que, quand le fœtus jouit de toute l'influence maternelle, le sang est rouge dans la

veine ombilicale, tandis qu'il est noir, ou plutôt brun, dans
les artères, et que la fréquence des battements de son cœur,
très-grande alors, diminue suivant les nuances plus ou moins
foncées qui succèdent accidentellement à cette couleur rouge
de la veine. Dès que je fus bien convaincu de ce fait, je ne
tardai pas à comprendre pourquoi cette veine paraît ordinairement brune au moment de l'incision de la matrice. En
effet, il est de toute évidence que sa couleur rouge est due
à l'union, à la communication du placenta avec la matrice,
quel qu'en soit le mode, et que par conséquent, tout ce qui
gêne, tout ce qui empêche cette communication, doit la faire
changer; et il n'est pas difficile d'apercevoir une pareille
cause dans les contractions de la matrice, lesquelles produites
ou augmentées par l'incision, sont encore favorisées par la
vacuité subite et la rétraction qui succèdent. Or, pendant
qu'on cherche à découvrir les vaisseaux ombilicaux, et que
pour cela on isole le fœtus avec les précautions nécessaires
pour ne pas rompre les membranes et détacher le placenta,
ces contractions ont le temps de changer la couleur rouge
de la veine en une autre plus ou moins foncée; mais comme
c'est le propre de toutes les contractions de ce genre d'alterner
avec un état de rélaxation, c'est pendant cet état que la veine
repasse au rouge. On peut voir, en quelque sorte, cette couleur naître et s'avancer du placenta vers le fœtus. Si on comprime la veine avant qu'elle ait commencé, on observe que
toute la portion comprise entre le placenta et l'endroit comprimé devient rouge, pendant que le reste ne change pas de
couleur.

C'est à des contractions semblables, occasionées entre
autres par le contact de l'air et des doigts qu'il faut attribuer

les variations qu'on remarque dans le pouls des fœtus même avant l'incision de la matrice. Dans ces différents cas, les contractions sont très-apparentes pendant toute la durée des expériences, et il est clair qu'elles suffisent pour intercepter à différents degrés la communication de la matrice avec le placenta, puisqu'elles vont jusqu'à le détacher entièrement, et même jusqu'à expulser les fœtus par les voies naturelles : j'en ai cité plus haut deux exemples. C'est pour cela qu'après avoir incisé la matrice pour découvrir les vaisseaux ombilicaux, on n'a pas toujours la faculté de les observer long-temps; souvent le placenta se détache au bout de quelques minutes, et lors même qu'il reste adhérent, on ne tarde pas à s'apercevoir que sa communication avec la matrice n'est pas entièrement libre. Ceci me fournit l'occasion de rétablir un fait que j'avais omis en parlant du rapport qui existe entre le rhythme du pouls et la couleur de la veine ombilicale. C'est que parfois on observe que cette veine est rouge sans que les battements du cœur soient beaucoup plus fréquents que dans l'état d'asphyxie; mais si l'on examine alors les artères ombilicales, on trouve que la circulation y est faible, et que même elles sont plus ou moins vides, tandis que la veine, au contraire, est singulièrement pleine et beaucoup plus que quand la circulation est active dans les artères. Néanmoins le fœtus, sans jouir dans cet état d'une vie et d'une santé parfaite, peut subsister long-temps, mais si la communication avec sa mère vient à cesser entièrement, il pourra périr en moins de temps que n'en comprend la limite de sa survie; pareille chose a souvent lieu, même pour les fœtus contenus dans une portion de matrice qui n'a point été incisée, surtout quand leur extraction est long-temps différée.

En général, il n'est pas rare de trouver une assez grande différence dans la survie des fœtus d'une même portée, ce qui dépend toujours du degré de liberté que conservait la communication du placenta avec la matrice au moment de leur extraction; et c'est parce qu'il n'est pas facile de distinguer les cas où cette liberté est pleine et entière que je n'ai point voulu affirmer que la limite naturelle de la survie des lapins extraits des femelles vivantes est précisément à 22 min.; il est très-vrai que je n'en ai point vu revenir au delà; mais, comme dans les mêmes portées où j'en ai vu survivre à 22 min., quelques-uns sont morts à 15, il se pourrait que d'autres, extraits dans un moment plus favorable encore que les premiers, survécussent un peu plus long-temps. J'avoue pourtant que j'ai quelques raisons pour en douter : tout cela prouve que si j'avais commencé mes expériences par l'ouverture des femelles vivantes, les contradictions apparentes qu'elles m'auraient offertes à chaque instant, m'auraient jeté dans une grande perplexité; le hasard a voulu que j'aie adopté le mode le plus propre à fixer d'abord mes idées par l'uniformité de ses résultats.

Du reste, en attribuant aux contractions utérines les divers effets dont je viens de parler, je ne prétends pas dire qu'elles en sont les seules causes; nous verrons bientôt, au contraire, qu'il en existe d'autres, mais elles sont les plus fréquentes de toutes, et c'est un fait bien connu dans les accouchements, surtout depuis Puzos, que leur action sur la communication du placenta avec la matrice est plus énergique à mesure qu'il survient en même temps dans cette dernière un état de va-cuité plus ou moins complet.

On conçoit donc pourquoi l'évacuation de ce qu'on appelle

les fausses eaux à une époque quelconque de la gestation
peut, quand elles sont très-abondantes, asphyxier le fœtus
au point de le faire périr et de déterminer par suite l'avortement, comme il en existe plusieurs observations; pourquoi
l'évacuation subite et prématurée des véritables eaux n'est
pas sans danger pour le fœtus quand elles sont aussi copieuses,
abstraction faite de leur utilité pour dilater l'orifice de la
matrice; pourquoi dans les accouchements laborieux, lorsque les eaux sont évacuées et que le fœtus, ayant la tête plus
ou moins avancée dans l'excavation du bassin, n'est plus logé
en entier dans la matrice, il y a toujours asphyxie, et à un
degré variable en raison de celui des contractions et de la
vacuité de la matrice. On sait que c'est à la compression du
cerveau qu'on attribue ordinairement l'état de mort apparente dans lequel peut naître le fœtus dans ce dernier cas.
Nous avons vu, en traitant de cette compression, qu'elle ne
retarde l'établissement de la respiration qu'en raison de deux
choses, son intensité et sa réunion avec une asphyxie d'une
certaine durée. Quand elle est médiocre, elle n'y met aucun
obstacle; très-forte, ce n'est ni une apoplexie ni une asphyxie
qui ont lieu, c'est une mort réelle; enfin, quand elle est portée à un certain degré, mais compatible encore avec la vie,
il paraît qu'elle ne suspend l'établissement de la respiration
qu'autant qu'elle est réunie à une asphyxie dont la durée
égale au moins la moitié du temps compris dans la limite
naturelle de la survie. Or, nous venons de voir que pour produire cette asphyxie, il n'est besoin ni du décollement du placenta, ni de la compression du cordon ombilical, mais que
les mêmes circonstances d'où dépend la compression du cerveau, y donnent en même temps lieu.

10.

Enfin, ce n'est pas seulement dans ces différents cas qu'elle survient; en suivant les conséquences des faits établis plus haut, on reconnaîtra que dans tout accouchement, même le plus naturel, il y a asphyxie, soit commençante, soit plus ou moins avancée; c'est cette asphyxie qui détermine la première inspiration; et c'est encore parce qu'elle a lieu qu'on ne voit jamais le sang rouge dans la veine ombilicale d'un enfant nouveau-né.

Ces applications au fœtus humain, bien qu'elles me paraissent justes, sont sans doute prématurées; elles appartiennent au Mémoire que j'ai annoncé touchant ce fœtus, et qui ne doit être fondé que sur les résultats de toutes mes expériences sur les animaux, comparées aux observations faites sur le fœtus humain. Je ne me les suis permises, et je ne m'en permettrai parfois de semblables que parce qu'elles indiquent dans quel esprit tout mon travail a été conçu et exécuté: c'est à ce titre que je prie la Société de les excuser.

En reportant notre attention sur le premier résultat que nous a offert l'ouverture des femelles vivantes, savoir, que l'asphyxie d'une lapine affecte ses petits de manière à diminuer de plusieurs minutes la durée de leur survie, on peut demander si c'est dès le premier moment de son asphyxie, ou seulement aux approches de sa mort, qu'ils sont affectés ainsi. Dans le dernier cas, la véritable limite de leur survie ne serait qu'à 15 minutes, comme je l'ai dit précédemment, et ils survivraient toujours à peu près le même temps à la mort de leur mère, quelle qu'eût été la durée de l'asphyxie qui les aurait fait périr. Mais s'ils commencent à être asphyxiés en même temps que leur mère, il est clair qu'en ménageant l'asphyxie de celle-ci de manière qu'elle ne meure qu'au bout

d'un temps plus ou moins long, ses petits ne lui survivront
que lorsqu'elle aura péri dans un temps plus court que celui
compris dans la limite de leur survie.

Pour décider lequel de ces deux cas a réellement lieu, il
suffisait de prolonger l'asphyxie des femelles et d'examiner
ce que devient alors la survie des fœtus ; et c'est ce que j'ai
exécuté. Mais en faisant ces expériences, j'avais encore un
autre objet en vue, c'était d'étudier les effets d'une affection
assez fréquente dans la pratique des accouchements ; je veux
parler de la *syncope*. L'asphyxie prolongée était le seul moyen
que j'eusse pour cela ; car on voit assez qu'il n'était pas en
mon pouvoir de faire tomber une lapine en syncope. Mais
on conviendra, je pense, que cette affection ne diffère de
l'asphyxie que dans le principe, et qu'au bout de quelques
instants les effets de l'une se réunissent à ceux de l'autre et
se confondent ensemble. La raison en est qu'elles sont dûes
à deux états de la circulation, différents à la vérité, mais dont
l'un ne peut exister à un certain degré sans produire l'autre.
En effet, l'intégrité des fonctions dépend de deux choses par
rapport à la circulation : les qualités chimiques du sang et
la force avec laquelle il abonde dans les organes. Les qualités chimiques lui sont données par la respiration. Quant à
la force, elle est en raison de la vitesse dans les vaisseaux de
chaque organe et du diamètre de ces vaisseaux. Mais ce diamètre étant à peu près constant, la force n'est variable que
suivant la vitesse, laquelle dépend principalement de l'action
du cœur. Aussitôt donc que l'action du cœur vient à diminuer considérablement, toutes les fonctions tombent dans
un état de langueur, malgré que le sang jouisse encore de
toutes les qualités chimiques qu'exige la santé, et la respi-

ration en étant une elle-même, elle partage cet état et cesse plus ou moins d'imprimer ces qualités au sang. Réciproquement, si la respiration est interceptée au moment où le cœur jouit encore de toute son énergie, le sang dépouillé de ses qualités artérielles n'est plus propre à l'entretien des fonctions, et celle du cœur est une des premières à s'affaiblir et à cesser même, si cette interception se prolonge, en sorte qu'au défaut des qualités chimiques se joint bientôt celui de la vitesse requise. Or la syncope est due à une diminution plus ou moins subite et plus ou moins forte de l'action du cœur, et l'asphyxie à ce que le sang est privé de ses qualités artérielles; l'une ne peut donc exister sans produire bientôt l'autre, et il en résulte un état mixte, dont l'effet sur l'économie animale paraît devoir être à peu près le même, quelle que soit celle de ces deux affections qui y ait donné lieu. Je suppose dans ce que je viens de dire, que la cause asphyxiante n'a d'autre effet que d'empêcher la respiration, comme c'est à peu près le cas dans l'asphyxie par submersion ou par strangulation.

C'est d'après ces réflexions que je me suis cru fondé à regarder l'asphyxie de cette espèce comme propre à stimuler les effets de la syncope. Admettant donc que si une femelle périssait subitement par une forte syncope, ses petits lui survivraient le même temps que si elle eût succombé à une courte asphyxie, il s'agissait de savoir ce qui arriverait si sa mort n'avait lieu qu'après une certaine durée, soit de l'asphyxie, soit de la syncope. Pour cela j'ai soumis des lapines à une asphyxie prolongée et ménagée, de manière qu'elles étaient toujours dans un grand état de prostration et, pour ainsi dire, entre la vie et la mort. J'ai substitué dans ces cas à la submersion la strangulation avec une corde, comme plus facile à régler, et aussi parce que l'introduction de l'eau dans la trachée aurait pu faire périr les femelles plus tôt que je n'aurais voulu.

Ce fut le 28 juillet 1807, la température de la chambre étant à 18°, que je fis la première expérience de ce genre. Une corde ayant été fortement serrée sur le cou de la femelle, elle ne fut relâchée que vers la fin de la 2ᵉ minute. Les battements du cœur étaient alors tombés à 60 ou au plus 70 par minute : quelques inspirations ne tardèrent pas à les accélérer ; aussitôt qu'ils eurent repris une certaine fréquence, la corde fut serrée de nouveau, puis relâchée au bout de 1 minute. Je continuai ainsi d'empêcher et de permettre la respiration, me servant pour cela de la corde, et quelquefois simplement de la main appliquée sur le museau de l'animal, et me réglant toujours sur l'état de prostration de ses forces et sur les battements de son cœur que j'entretenais à environ 60 ou 70 par min. A 5 min., la strangulation ayant été un peu trop prolongée, elle manqua de périr. A 9 min., le danger fut encore plus grand, je la crus morte ; je ne pus la rappeler à la vie qu'en lui insufflant de l'air par la bouche. A 12 ½ min., elle était assez bien remise pour se tenir sur ses pattes, lorsque je serrai de rechef la corde dans le dessein de l'étrangler tout-à-fait, et de commencer l'extraction de ses petits, vers la 16ᵉ min. A 14 ½ min., les battements du cœur n'étant plus distincts, ni les efforts d'inspiration apparents, la corde fut ôtée ; le ventre ouvert à 15, et le premier fœtus extrait à 16 min. ; il respira assez promptement. Le deuxième et le troisième extraits, l'un à 17, l'autre à 17 ½ min., respirèrent de même. Le quatrième, extrait à 18 ½ min., fit

pendant 3 ou 4 min. quelques rares et faibles efforts d'inspiration, et mourut. Le cinquième, extrait à 20 min., n'en
fit aucun. Il en fut de même du sixième extrait à 21 min.,
du septième à 22 min., et du huitième à 24 min. Il y en
avait quatorze; les six restants furent laissés pour d'autres
recherches.

Le 3 août suivant, la température étant à 17°, une
deuxième lapine fut expérimentée de la même manière.
Elle faillit aussi périr deux fois, à la 8e, et surtout à la 11e
minute. A la 16e, étant assez bien revenue et se traînant un
peu sur ses pattes, elle eut le cou serré pour la dernière fois,
et son pouls disparut en moins de 1 ½ min. Le premier fœtus
fut extrait à 19 min., et ne respira point. Le second paraissait faire pendant son extraction quelques légers efforts d'inspiration dans ses membranes, et n'en fit plus quand elles
furent rompues à 20 min. Les trois suivants extraits à 21,
à 23 et à 25 min., n'en firent de même aucun. Deux autres
furent laissés dans la matrice.

Aucun des fœtus de ces deux femelles n'a donc survécu
au-delà de 18 min., malgré qu'elles n'aient péri, l'une que
vers la 14e, l'autre que vers la 17e min. D'où nous conclu-
rons que tous avaient commencé à être asphyxiés en même
temps que leur mère, et qu'il en est de même dans tous les
cas où les femelles périssent par asphyxie, quelle qu'en soit la
durée, et par conséquent dans tous ceux où elles périssent
à la suite d'une syncope.

Pour compléter mes recherches sur les effets tant de l'asphyxie que de la syncope, il me restait à examiner cette
autre question : si l'asphyxie, entretenue de la manière que
je viens de décrire, ne se terminait pas par la mort, et qu'au

contraire les femelles revinssent en pleine santé, les fœtus y reviendraient-ils pareillement dans les cas où l'asphyxie aurait été prolongée au-delà de la limite de leur survie ? Quatre lapines ont été asphyxiées dans cette vue. La première le fut le 11 août, pendant 18 min., au bout desquelles l'air lui fut entièrement rendu. 3 ou 4 min. après, je sentis les mouvements de ses petits : elle en fit 9 bien vivants au bout de 8 heures, et à l'époque où elle devait les faire.

Soupçonnant que cette femelle n'avait pas été asphyxiée assez profondément, je donnai toute mon attention pour que la seconde le fût à un plus haut degré. Et en effet, elle manqua de périr à la 2e, puis à la 8e, et enfin à la 12e minute; l'air ne lui fut complétement rendu qu'à la 20e. Elle se remit plus difficilement que la première. Au bout de $\frac{3}{4}$ d'heure elle avait encore peine à se traîner, et elle fut plus de 8 heures sans prendre de nourriture. Pendant l'asphyxie, j'avais senti à plusieurs reprises les petits s'agiter dans la matrice. Ces agitations cessèrent avant qu'elle fût finie, et je ne pus même leur faire faire aucun mouvement qu'environ 27 min. après que l'air eut été rendu. Le lendemain, cette lapine n'avait point encore mis bas et était en retard d'un jour, lorsque je la fis périr par submersion. Tous ses fœtus étaient bien vivants, et se comportèrent en tout comme si elle n'avait pas subi cette épreuve.

La troisième fut encore plus malade que la précédente, et courut de grands dangers à six reprises différentes, mais surtout à la 23e min., époque à laquelle elle eut pleine liberté de respirer. Elle avait encore peine à marcher à $1\frac{1}{2}$ heure après. Ce ne fut que le surlendemain de cette expérience, et à la fin du 31e jour de sa gestation, qu'elle accoucha de huit petits bien vivants.

En réfléchissant sur ces trois expériences, il me vint dans l'esprit que si les fœtus n'étaient pas morts, c'est que l'asphyxie des femelles n'avait été continuée qu'au-delà de la limite naturelle de leur survie, et que vraisemblablement il fallait pour les faire périr qu'elle fût prolongée au-delà de la limite artificielle, que nous savons être à environ 25 min. La quatrième lapine fut donc asphyxiée pendant 30 min., et à un degré aussi considérable qu'aucune des trois autres. Elle demeura plus longtemps languissante, mangea très-peu, et maigrit beaucoup jusqu'à l'accouchement, qui eut lieu 3 jours après l'expérience, et 3 ½ jours au-delà du terme ordinaire de la gestation. Elle fit deux petits parfaitement vivants, et n'en contenait pas davantage. Je n'avais commencé à sentir leurs mouvements dans le ventre de la mère que plus d'une heure après que l'air lui avait été rendu.

Il paraît donc que l'asphyxie, et par conséquent la syncope d'une femelle, prolongée même au-delà de la limite artificielle de la survie de ses fœtus, ne les fait pas périr quand elle y survit elle-même; tandis que, si elle succombe, ils meurent en même temps qu'elle, ou du moins ils ne lui survivent que pendant l'intervalle de temps compris entre l'instant de sa mort et la limite de leur survie, calculée sur le commencement de l'asphyxie ou de la syncope.

Lorsque nous parlerons des autres espèces, nous verrons qu'il n'est pourtant pas impossible de faire mourir les fœtus dans le sein de leur mère, sans que celle-ci périsse. Mais il paraît qu'il faut pour cela que l'asphyxie soit continuée pendant un temps triple au moins de celui compris dans la li-

(83)

mite naturelle de la survie des fœtus; en sorte que, pour les
lapines, il faudrait la continuer pendant environ une heure.
C'est une expérience très-difficile, et que je n'ai point encore
tentée sur cette espèce. Il se pourrait aussi qu'une asphyxie,
encore plus profonde que celles que j'ai opérées, produisît
le même effet dans un temps plus court; mais il est vraisemblable qu'avant de réussir seulement une fois, on ferait périr un grand nombre de femelles.

En traitant de l'ouverture des lapines vivantes, j'ai dit que
les contractions utérines n'étaient pas la seule cause qui af-
faiblissait ou interceptait l'influence maternelle. En effet,
l'hémorrhagie en est une très-manifeste : elle est produite
beaucoup moins par l'incision de la matrice que par le détachement des placentas. J'ai toujours observé que, lorsque
l'extraction de quelque fœtus en avait occasioné une un peu
notable, la survie des suivants en était plus ou moins raccourcie.

L'hémorrhagie est une complication si fréquente des accouchements, qu'il devait entrer dans mon plan d'en déterminer les effets sur les fœtus, suivant les différentes quantités
de sang qu'une femelle peut perdre. Mais celles de la matrice
ne pouvant s'obtenir sur les femelles des animaux que par
l'ouverture du ventre et l'incision de cet organe, elles ne sont
pas susceptibles de donner des résultats d'une pureté suffisante; à quoi il faut ajouter qu'il ne serait pas possible de
les gouverner ni de les varier convenablement. D'ailleurs, bien
que les hémorrhagies de ce genre menacent les jours du fœtus humain plus souvent qu'aucune autre, elles ne sont pas

les seules auxquelles une femme enceinte soit exposée. C'est ainsi qu'une plaie, la rupture d'un anévrisme, des saignées répétées dans une intention quelconque, etc., peuvent lui enlever beaucoup de sang. Il m'a donc semblé que, pour donner à mes recherches sur les effets de l'hémorrhagie toute l'étendue et toute la précision que je desirais y mettre, le meilleur moyen était d'ouvrir des artères d'un certain diamètre. J'ai choisi pour cela la carotide et la crurale. Dans toutes mes expériences, le sang a été recueilli très-exactement avec une éponge, que j'exprimais à mesure dans un ou plusieurs vases. J'avais soin de constater le poids de cette éponge avant et après chaque expérience. Du reste, les femelles ont été fixées dans le cas présent de la même manière que pour les ouvrir vivantes. Quant aux temps, ils sont toujours comptés du premier instant de l'hémorrhagie.

Je me proposai d'abord de connaître en combien de temps périrait une lapine par l'ouverture d'une grosse artère telle que la carotide, combien de sang elle perdrait, et quelle serait la durée de la survie de ses fœtus. Ce fut le 13 nov. 1807 que je fis cette première expérience. La température de la chambre était à 5 deg. (Réaumur). Ayant découvert la carotide droite, je passai dessous une branche de ciseaux et la coupai d'un seul coup. Le nerf de la 8e paire fut coupé en même temps. L'hémorrhagie ne fut très-abondante que pendant 1 min.; elle fut ensuite de plus en plus modérée jusqu'à 3 min., qu'elle s'arrêta entièrement. Un peu avant la fin de la première minute, cette femelle commença à s'agiter convulsivement. A 1 min., ses membres et tout son corps étaient d'une grande flaccidité et sans mouvements; mais sa respi-

(85)

ration continuait encore par de rares et profonds soupirs. La dernière inspiration eut lieu à 2 ½ min. Le ventre fut ouvert à 8 min., et le 1ᵉʳ fœtus extrait à 10. Ses vaisseaux ombilicaux étaient pleins de sang de même couleur; les artères battaient environ 60 fois par minute: il ne tarda pas à respirer. Le 2ᵉ extrait à 13 min. présenta les mêmes phénomènes, sauf que les battements du cordon étaient moins distincts. Ils ne l'étaient plus du tout dans le 3ᵉ et le 4ᵉ extraits à 15 et à 16 min., et qui respirèrent l'un et l'autre. Le 5ᵉ extrait à 17 min. ne respira point. Il en fut de même des 6ᵉ, 7ᵉ, 8ᵉ et 9ᵉ extraits à 18, 20, 25 et 27 min. Trois autres laissés dans la matrice n'en furent retirés qu'au bout de plusieurs heures.

Je ne manquai pas d'ouvrir ceux qui n'avaient point respiré, pour examiner s'ils contenaient moins de sang qu'à l'ordinaire. Les deux oreillettes du cœur, toujours si remarquables à l'ouverture de la poitrine de ces petits animaux par leur volume et leur couleur noire, les trois veines caves pectorales, les vaisseaux pulmonaires et le foie m'en parurent aussi remplis que si la mère n'en avait point perdu; enfin, les quatre qui survécurent étaient très-bien portants.

Cette lapine était assez grosse, et pesait après l'extraction de tous les fœtus:

5 livres 12 onces;

elle avait perdu 3 onces, 5 gros, 50 grains de sang en 3 min.

Il me parut assez singulier que tous ces fœtus se fussent comportés comme si elle eût été asphyxiée par l'immersion dans l'eau; à la vérité, elle avait péri dans le même temps que si elle l'eût été : mais c'était la seule circonstance qui fût commune à ces deux cas. Quoi qu'il en soit, il fallait s'assurer si cette survie d'environ 17 min. appartenait constamment à l'hémorrhagie, et en même temps à quelle époque commençait l'asphyxie des fœtus. Il était clair que quant à cette époque, l'expérience que je venais de faire, ni aucune autre semblable, ne pouvaient rien m'apprendre ; car, des 3 onces et près de 6 gros de sang qu'elle avait fourni, la moitié au moins s'était écoulée pendant la première demi-minute. Et l'on conçoit que si une hémorrhagie n'affectait les fœtus que lorsque leur mère a perdu le quart ou la moitié de tout le sang dont l'évacuation doit la faire mourir, il ne serait pas possible de s'en apercevoir dans des temps si courts.

Il me parut que le seul moyen de décider cette question était de prolonger l'hémorrhagie, en la modérant d'après la connaissance que je venais d'acquérir de la quantité de sang que doit perdre une lapine pour en mourir, et en faisant en sorte que la mort ne survînt qu'au bout d'environ une demi-heure. Je connaîtrais l'époque où l'asphyxie des fœtus aurait commencé, en retranchant 17 min. de celle où ils auraient cessé de pouvoir respirer, et la quantité de sang qu'aurait alors perdu leur mère, en la supputant d'après la quantité totale écoulée pendant la durée de l'hémorrhagie. Par exemple, s'ils ne survivaient qu'à 32 min., j'en conclurais que leur asphyxie avait commencé à la 15ᵉ de l'hémorrhagie, et après une perte de 2 onces de sang si la perte totale était de 4 on_ces en 50 min. ; mais comme cette évaluation des quantités de sang écoulées suppose qu'elles sont proportionnelles aux temps, et qu'il faudrait pour cela que l'hémorrhagie eût été parfaitement uniforme, ce qu'il serait impossible d'obtenir,

afin de diminuer l'erreur que donnerait nécessairement un
semblable calcul, je me proposai de recueillir le sang dans
trois vases différents et changés de 10 en 10 min. C'est d'après
ce plan que fut expérimentée la 2ᵉ lapine. Après avoir découvert la carotide droite, je passai un fil dessous et l'ouvris
ensuite 2 lig. au-dessus du fil par une piqûre longitudinale
avec une lancette. Le sang jaillit d'abord avec force, mais
il fut aussitôt réprimé en soulevant le fil dont je tenais constamment les deux bouts à la main. Je parvins ainsi à rendre
l'hémorrhagie à peu près uniforme pendant les 5 premières
minutes, mais elle diminua ensuite progressivement; en sorte
qu'à 10 min. le sang suintait à peine, même en n'exerçant
aucune traction sur le fil. Il s'en était alors écoulé 2 onc.
3 gros 42 grains; à 12 min., voyant qu'il était entièrement
arrêté, je coupai l'artère en travers entre le fil et la piqûre.
L'hémorrhagie recommença, mais faiblement, et s'arrêta
après avoir fourni seulement 1 gros 30 grains de sang: pour
la renouveler, j'ouvris la carotide gauche à 17 min., de la
même manière que j'avais fait du côté droit. Le sang reparut
avec assez d'abondance, et fut encore modéré, de façon qu'il
ne s'arrêta que vers la 27ᵉ min., ayant conservé jusqu'à la
fin sa couleur vermeille; il s'en était écoulé depuis la 17ᵉ,
2 onc. 3 gros 46 grains. A 23 min. l'animal commença à s'a-
giter fortement et eut bientôt après des mouvements convulsifs; à 25 min. la respiration, qui avait paru assez libre jusque là, devint haute et rare, et ne se fit plus que par de
profonds soupirs, dont le dernier eut lieu à 28 min.

Le premier fœtus fut extrait à 30 min. : les vaisseaux ombilicaux étaient assez pleins, mais sans battements; on sentait
encore ceux du cœur à travers les parois de la poitrine; il ne

respira point. Le 2ᵉ, extrait à 3o ½ min. et le 3ᵉ à 32 min.,
présentèrent les mêmes phénomènes et ne respirèrent point
aussi; le 4ᵉ et dernier fut laissé dans la matrice jusqu'au
lendemain pour examiner si l'état de ses vaisseaux sanguins
éprouverait quelque changement dans cet intervalle, mais
je les trouvai aussi pleins de sang que dans les trois autres,
et ils étaient sensiblement dans tous les quatre comme dans
ceux de la première femelle.

Cette lapine, vidée de ses petits, pesait 5 liv. 6 onc.

Elle avait perdu 5 onc. 46 grains de sang en 27 min.

La seule chose que m'indiquait cette expérience, c'est que
l'asphyxie des fœtus commence long-temps avant la fin de
l'hémorrhagie et la mort de leur mère, mais elle ne m'en ap-
prenait point le moment précis; il aurait fallu pour cela que
j'en eusse trouvé au moins un de vivant.

Il était donc nécessaire que l'hémorrhagie fût moins prolongée dans une troisième expérience, et je me proposai d'y
procéder de manière que je pusse commencer l'extraction
des fœtus vers la 16ᵉ min., afin d'être bien sûr cette fois d'en
trouver quelqu'un de vivant. La carotide fut ouverte et l'hémorrhagie modérée comme dans le cas précédent; le sang
fut aussi recueilli dans trois vases différents, mais qui furent
changés de 5 en 5 min.; il s'en écoula 1 onc. 2 gros 58 grains
dans les 5 premières minutes et 1 onc. 48 grains dans les
5 suivantes. Au bout de ces 10 min. l'hémorrhagie étant très-
faible et presque arrêtée, l'artère fut coupée en travers, non
plus au-dessus, mais au-dessous du fil; elle recommença
avec assez d'abondance pour exiger d'être modérée par l'application du doigt, et cessa entièrement vers la fin de la
14ᵉ min., après avoir fourni 1 once 3 gros de sang. Les mou-

vements convulsifs survinrent à 12 min. ; à 12 ½ min. la respiration ne se fit plus que par soupirs, le dernier eut lieu à
13 ½ min.

Le premier fœtus, extrait à 16 min., respira; le 2ᵉ à 16 ½ min.
et le 3ᵉ à 17 min., respirèrent aussi; le 4ᵉ à 18 ½ min. ne respira point, mais le 5ᵉ extrait à 19 ½ min. respira; les 6ᵉ, 7ᵉ
et 8ᵉ extraits à 21, 23 et 23 ½ min. ne respirèrent point.

Cette lapine pesait 4 liv. 15 ½ onc. : je n'ai plus besoin d'a-
vertir que c'est toujours après l'extraction des petits.

Elle avait perdu 3 onc. 6 gros 34 grains de sang en 14 min.

En négligeant pour le moment cette anomalie du 4ᵉ fœtus
qui ne respire pas à 18 ½ min., tandis que le suivant survit
une minute plus tard, et en fixant à 19 ½ min. la limite de
la survie dans toute la portée, il en résulterait que leur asphyxie avait commencé à 2 ½ min. ; or, à cette époque, leur
mère n'avait perdu qu'environ 5 ½ gros de sang. Ce serait
donc cette quantité qui aurait déterminé leur asphyxie.

Il était important de chercher dans de nouvelles expériences la confirmation de ce résultat; le moyen le plus sûr d'y
parvenir était de varier la vitesse de l'hémorrhagie, surtout
pendant les premières minutes, de manière que cette perte
de 5 ½ gros n'eût pas lieu à la même époque dans chaque expérience. Il est clair que le résultat énoncé se trouverait pleinement confirmé, si dans tous les cas il y avait constamment le même intervalle de 17 min. entre cette époque et la
limite de la survie des fœtus.

C'est dans cette vue qu'une 4ᵉ lapine eut la carotide ouverte
avec les mêmes circonstances que les précédentes; seulement,
ayant oublié de nouer les deux bouts du fil, il glissa de dessous l'artère au moment où je voulais la soulever après l'avoir

piquée, ce qui m'obligea de modérer l'hémorrhagie avec le doigt, en sorte qu'elle eut lieu par suintement et non par jet comme dans les autres cas. Je recueillis pendant les 5 premières min. 1 once de sang moins quelques grains, et 7 gros 24 grains de la 5ᵉ à la 10ᵉ min. ; de 10 à 12 min, l'écoulement étant arrêté, je passai un second fil sous l'artère, puis, à 12 min., je la coupai en travers au-dessous du fil, mais seulement dans une portion de son diamètre; le sang sortit par un jet qui fut continu, mais de plus en plus faible jusqu'à la fin de la 19ᵉ min. ; dans les 2 dernières, il marquait très-bien les palpitations du cœur, elles n'excédaient guère 60 par min. Les mouvements convulsifs survinrent à la fin de la 15ᵉ min., et en durèrent 3 ou 4; à 16 min. la respiration devint haute et rare. Il y avait encore quelques soupirs de loin en loin et le sang suintait à 19 ½ min., lorsque je me hâtai d'ouvrir le ventre. Le premier fœtus fut extrait un peu après 20 min. et respira aussitôt. Il en fut de même du second à 21 ½ min. et du 3ᵉ à 22 ½ min. Craignant alors qu'en continuant l'extraction d'une manière aussi rapprochée, elle ne fût entièrement finie avant que les fœtus eussent atteint la limite de leur survie, le 4ᵉ ne fut extrait qu'à 25 min. et respira; le 5ᵉ à 27 ½ min. respira encore, mais le 6ᵉ à 31 min. ne respira point; les 2 derniers, extraits à 33 et à 34 min., ne respirèrent point non plus.

Cette femelle avait perdu 2 onc. 6 gros 12 grains de sang depuis la 10ᵉ min. jusqu'à la fin, et en tout 4 onc. 5 ½ gros dans l'espace d'environ 20 min.

Elle pesait 7 liv. 2 ½ onc.

Le dernier des survivants de cette portée avait donc respiré à 27 ½ min. On pouvait soupçonner que d'autres auraient

survécu de même s'ils avaient eté extraits avant la 31ᵉ min.
Mais supposons que la limite de leur survie ait été réellement à 27 ½ min., il en résulterait, d'après les idées qui nous
avaient guidé dans cette expérience, que leur asphyxie aurait
commencé à 10 ½ min.; or à 10 ½ min. la mère avait perdu
environ 2 onc. de sang, c'est-à-dire une quantité à peu près
triple de celle que la 3ᵉ lapine nous avait fait considérer
comme déterminant l'asphyxie des fœtus. A la vérité, la 4ᵉ avait
en tout perdu plus de sang, et elle était beaucoup plus forte
que l'autre; malgré cela, il n'y avait aucune comparaison à
établir entre ces deux cas; et, toutes compensations faites,
les deux quantités de sang auraient encore été trop différentes
pour qu'il me parût possible de leur attribuer le même effet.

Je penchais beaucoup à croire que l'asphyxie des fœtus ne
dépendait pas précisément de la quantité de sang qu'avait
perdu leur mère : mais alors quelle était la véritable cause
qui la déterminait ? c'était une question fort obscure. Je n'i-
maginais même aucune expérience propre à y jeter quelque
jour. Cependant, à force de revenir sur les divers détails des
deux dernières, je crus entrevoir que la différence de leurs
résultats pourrait bien être due à ce que dans la 4ᵉ le sang
n'avait sorti que par suintement pendant les 10 premières
minutes, et non par jet comme dans les précédentes. Je pris
donc le parti de recommencer cette 4ᵉ expérience, c'est-à-
dire de faire mourir encore une lapine par une hémorrhagie
de 20 min., mais avec l'attention que, pendant les premières,
le sang s'échappât par jet et, autant que possible, avec la
même abondance que dans la 3ᵉ. Ces deux conditions furent
parfaitement remplies; le sang sortit par jet pendant toute
la durée de l'hémorrhagie, excepté les 2 ou 3 dernières min.

12.

L'animal en perdit 1 once 3 gros dans les 5 premières min.,
et 6 gros 48 grains de 5 à 10 min. ; à 10 min. l'artère fut
ouverte au-dessous du fil pour renouveler l'hémorrhagie qui
s'était arrêtée : de là jusqu'à la fin, vers la 21ᵉ min., il s'écoula
2 onc. de sang ; les convulsions commencèrent à 18 min.,
un peu après, la respiration devint haute et rare ; elle ne cessa
qu'après l'extraction des deux ou trois premiers fœtus. Celle
du premier eut lieu à 20 min., il respira ; le second extrait
à 22 min., le 3ᵉ à 23 et le 4ᵉ à 24 respirèrent aussi ; mais
dans ces deux derniers la respiration ne s'établit qu'avec beaucoup de difficulté, et elle demeura long-temps rare et laborieuse ; le 5ᵉ, extrait à 25 min., ne fit qu'un léger effort d'inspiration à 25 ½ min ; le 6ᵉ, extrait à 28 min., n'en fit aucun,
malgré que les battements de son cœur fussent encore bien
distincts.

Cette lapine pesait 6 liv. 3 onc. ; elle avait perdu 4 onc.
1 gros 48 grains de sang en 21 min. Dans cette expérience,
où la survie s'était étendue à 24 min., et où, d'après les cal-
culs précédents, l'asphyxie aurait commencé à 7 min., l'hémorrhagie avait eu lieu de la même manière, et la quantité
de sang écoulée dans les 5 premières min. avait été, toutes
proportions gardées, exactement la même que dans la 3ᵉ, où
les fœtus n'avaient survécu qu'à 19 ½ min. Comment se faisait-
il donc que dans celle-ci l'asphyxie avait commencé à 2 ½ min.
et seulement à 7 min. dans l'autre ?

Cette cinquième expérience, que j'avais faite dans la vue
d'éclaircir et de concilier la 3ᵉ et la 4ᵉ, était donc elle-même
inconciliable avec la 3ᵉ, et elle ne s'accordait guère mieux avec
la 4ᵉ ; en un mot, ces 5 expériences m'avaient offert 5 résultats différents, et non-seulement je n'en pouvais apercevoir

la raison, mais il me paraissait très-difficile de leur appliquer les idées que je m'étais faites de l'influence maternelle.

Ce n'est point ici le lieu d'entrer dans des discussions théoriques qui ne doivent venir qu'après l'exposé complet de tous les faits. Néanmoins, je ne puis bien faire connaître les difficultés qui m'ont arrêté dans mes expériences sur l'hémorrhagie qu'en rapportant sommairement quelle était mon opinion sur la communication de la mère et des fœtus. Quand je les commençai, il me semblait prouvé que le sang passe en nature, et immédiatement de la mère aux fœtus. Je concevais très-bien, dans cette opinion, pourquoi l'asphyxie de ceux-ci commençait à peu près en même temps que celle de leur mère. En effet, il ne doit y avoir de différence que le temps nécessaire pour que le sang parvienne des poumons de la mère à sa matrice. Je concevais tout aussi clairement pourquoi, dans ce cas, la survie n'est que de 17 min., tandis qu'elle est de 25, ou même plus, quand on détache un fœtus d'une femelle bien vivante et respirant librement; car, dans le dernier cas, il n'a éprouvé qu'une simple cessation de l'influence maternelle, et, au moment où elle a eu lieu, ses vaisseaux, et surtout sa veine ombilicale, se trouvaient encore pleins d'un sang propre à la vie. Dans le premier cas, au contraire, le sang qu'il a reçu de sa mère asphyxiée, étant impropre à l'entretien des fonctions, en accélère l'abolition. Il y a entre ces deux cas une différence analogue à celle qui existerait entre deux animaux dont on aurait lié la trachée-artère, après leur avoir rempli les poumons à l'un d'air atmosphérique, à l'autre d'un gaz délétère. Il est évident que le dernier survivrait moins long-temps que l'autre. En un mot, tous les phénomènes dont il a été question dans les précédentes lectures, s'expliqueraient facilement dans cette opinion.

Lorsque j'en vins à l'hémorrhagie, en supputant d'avance quel en serait l'effet sur les fœtus, je conjecturai qu'ils n'en éprouveraient qu'une simple cessation de l'influence maternelle, laquelle aurait lieu lorsque le sang artériel de la mère ne pourrait plus parvenir jusque dans leurs vaisseaux, et qu'à dater de ce moment, ils survivraient au moins 25 min. Toutefois cette survie pourrait être abrégée par une circonstance particulière à ce genre d'accident, c'est celle où ils perdraient eux-mêmes une certaine quantité de sang. On connaît les disputes qui s'élevèrent au commencement du siècle dernier sur l'état des vaisseaux sanguins dans les fœtus dont la mère est morte d'hémorrhagie. Les uns soutenaient que leur sang s'écoulait avec celui de la mère et qu'ils en demeuraient vides, les autres, qu'ils n'en perdaient pas une goutte. En prenant un milieu entre ces opinions extrêmes, et en supposant qu'ils perdaient réellement du sang, mais pas assez pour en mourir, je concevais que leur survie pourrait du moins en être abrégée et ne plus s'étendre à 25 min. La première expérience prouva qu'en effet ils ne survivaient qu'environ 17 min., dans le cas du moins d'une hémorrhagie rapide. Ainsi ils éprouvaient très-certainement autre chose qu'une simple cessation de l'influence maternelle. Mais était-ce une déperdition de sang ? cela n'est pas vraisemblable ; car, comme je l'ai fait observer dans la première expérience et dans les quatre autres, ils paraissaient en contenir autant que si leur mère n'en avait point perdu, ils étaient aussi vigoureux que s'ils fussent nés dans les plus heureuses circonstances ; enfin ils survécurent, sans prendre de nourriture, le même temps

qu'à l'ordinaire, c'est-à-dire environ 3 jours. On ne dira pas
non plus, de ceux qui ne respirèrent point dans chaque expérience, qu'ils avaient moins de sang que ceux qui survécurent. Il ne serait pas possible de soutenir que, dans la
première par exemple, lorsque la circulation de la mère était
arrêtée depuis près de $\frac{1}{4}$ d'heure, et que la leur, très-affaiblie,
était à peu près nulle dans le cordon, celui qui avait été extrait à $16\frac{1}{2}$ min. avait encore assez de sang pour survivre, et
que celui qui l'avait été à 17 min. n'en avait plus assez.

La coïncidence de leur survie dans cette première expérience avec celle qui a lieu quand une femelle périt asphyxiée
pouvait porter à croire que l'hémorrhagie occasione dans
la mère quelque affection analogue que les fœtus partagent.
Mais dans toutes les expériences, la respiration avait continué et le sang avait coulé avec son éclat artériel jusqu'à la fin
de l'hémorrhagie. Nous avons vu d'ailleurs qu'en appliquant
aux différents cas la limite constante de 17 min. qui en résulterait, on était conduit à des contradictions inexplicables.

Ainsi, de quelque côté que j'envisageasse cette matière,
elle était toujours enveloppée de la même obscurité, et il restait toujours à savoir à quelle époque de l'hémorrhagie de
la mère commence l'asphyxie des fœtus et quelles sont les
circonstances qui la déterminent et la modifient. Dans cette
incertitude, je n'imaginai rien de mieux que de répéter toutes
les expériences dont je viens de rendre compte, c'est-à-dire
de faire mourir d'hémorrhagie plusieurs lapines, les unes
tuées promptement, d'autres en 12 ou 15 min., d'autres enfin
en 20 min. ou au-delà. Je présumais bien qu'elles me repro-
duiraient les mêmes résultats ; car j'avais appris, par une
longue habitude de ce genre de faits, qu'ils n'admettent pres-

que point de variation, et que, dans des circonstances semblables, leurs résultats sont à peu près constants. Mais il se
pourrait qu'une nouvelle inspection, qu'un examen plus
attentif de tous les phénomènes m'en fît apercevoir quelques-
uns qui m'avaient échappé, et que j'y trouvasse la solution
des difficultés qui m'arrêtaient. Les cinq premières expériences ont été exposées avec tous les détails nécessaires pour en
faire connaître la marche; il serait fastidieux de les répéter
à chacune des suivantes, je me bornerai à en indiquer les
points principaux.

La première des femelles que je consacrai à cette révision,
et la 6ᵉ, en comptant les précédentes, eut d'abord la carotide droite simplement ouverte; 3 min. après, la gauche fut
coupée en travers, et j'eus l'attention cette fois d'éviter les
nerfs de la 8ᵉ paire. Elle mourut en 5 min., et perdit dans
cet intervalle 3 onc. 2 gros de sang; elle pesait 4 liv. $\frac{1}{2}$.

Le dernier des fœtus survivants fut extrait à 17 min.; le
suivant, extrait à 18 $\frac{1}{4}$ min., ne respira point, ni aucun de ceux
qui restaient.

La 7ᵉ lapine n'eut que la carotide droite ouverte au-dessus,
puis au-dessous du fil, elle perdit:

$$
\begin{array}{llll}
\text{De } 0 \text{ à } 5 \text{ min.} & 1 \text{ onc.} & \frac{1}{2} \text{ gros de sang,} \\
\text{De } 5 \text{ à } 10 \text{ min.} & 1 \text{ onc.} & 3\frac{1}{2} \text{ gros,} \\
\text{De } 10 \text{ à } 15 \text{ min.} & 1 \text{ onc.} & 3 \text{ gros,} \\
\hline
\text{et} & 3 \text{ onc.} & 7 \text{ gros en } 15 \text{ min.}
\end{array}
$$

Elle pesait 5 liv. 12 onc.

Le dernier des petits qui survécurent fut extrait à 19 $\frac{1}{4}$ min., le suivant, extrait à 20 ½ min., fit une faible inspiration et mourut.

Cette expérience était semblable presque en tout point à la 3ᵉ ; et comme elles semblaient indiquer que la limite de la survie reculait à mesure que l'hémorrhagie était prolongée, je crus convenable de la répéter sur une 8ᵉ lapine, mais en variant, l'écoulement en sens inverse, et de manière que la plus grande déperdition de sang eût lieu de la 5ᵉ à la 10ᵉ min., afin d'examiner si ce changement de limite ne dépendait pas autant de la vitesse de l'hémorrhagie aux différents temps de l'expérience que de sa prolongation ; mais un accident contraria cette expérience, ce fut l'ouverture d'une branche de la veine jugulaire, laquelle fournit du sang assez abondamment. L'artère ne fut ouverte qu'après que cette hémorrhagie eut été arrêtée.

Il s'en écoula : de 0 à 5 min.,	4 gros	42 grains,
de 5 à 10,	1 onc. 1 gros	55 grains,
de 10 à 14,	3 gros	26 grains,
et en 14 min.,	2 onc. 1 gros	51 grains ;

mais il faut y ajouter 4 gros de sang veineux dont l'écoulement avait commencé 3 ou 4 min. auparavant, ce qui fait en tout 2 onc. 5 gros 51 grains. Cette quantité de sang est la plus petite que j'aie observée ; mais la femelle, qui était à sa première portée, n'avait qu'environ 5 mois, et j'ai reconnu que les jeunes animaux fournissent moins de sang que ceux plus âgés.

Cette femelle était fort grasse et pesait 5 liv. 10 onc.

Le premier fœtus, extrait à 10 min. à dater de l'ouverture

13

de l'artère, ne respira point, ni aucun des suivants extraits à très-peu d'intervalle les uns des autres. J'en conclus que leur asphyxie avait commencé pendant l'hémorrhagie veineuse.

Pour m'en assurer, et aussi parce que je tenais à refaire l'expérience telle que je l'avais d'abord projetée, j'eus recours à une 9ᵉ lapine, celle-ci perdit :

$$
\begin{array}{llll}
\text{De} & 0 \text{ à } 5 \text{ min.} & & 7 \quad \text{gros de sang,} \\
\text{De} & 5 \text{ à } 10 \text{ min.} & 2 \text{ onc.} & 1\frac{1}{2} \text{ gros,} \\
\text{De} & 10 \text{ à } 13 \text{ min.} & & 3 \quad \text{gros,} \\
\hline
\text{Et en } 13 \text{ min.} & & 3 \text{ onc.} & 3\frac{1}{2} \text{ gros.}
\end{array}
$$

Elle pesait 5 liv. 15 onc.

Le dernier des fœtus qui respirèrent avait eu les membranes rompues à 19 min., sa respiration ne s'établit qu'avec beaucoup de peine. Les deux suivants, extraits à 20 $\frac{1}{2}$ min. et à 22 min., firent l'un et l'autre deux ou trois faibles et inutiles efforts d'inspiration.

Enfin, je vérifiai sur une 10ᵉ lapine l'expérience de l'hémorrhagie, prolongée au-delà de 20 min. ; elle perdit :

$$
\begin{array}{llll}
\text{De} & 0 \text{ à } 5 \text{ min.} & 1 \text{ onc.} & 2 \quad \text{gros } 12 \text{ grains,} \\
\text{De} & 5 \text{ à } 10 \text{ min.} & & 6\frac{1}{2} \text{ gros,} \\
\text{De} & 10 \text{ à } 24 \text{ min.} & 2 \text{ onc.} & 5 \quad \text{gros } 24 \text{ grains,} \\
\hline
& & 4 \text{ onc.} & 6 \quad \text{gros en } 24 \text{ min.}
\end{array}
$$

Elle pesait 5 liv. 5 onc.

Le dernier des fœtus survivants eut les membranes rompues à 24 min., celles du suivant le furent à 25 $\frac{1}{2}$ min. ; il fit tardivement quelques vains efforts pour respirer ; un autre, à 27 min., n'en fit aucun.

Du reste, dans ces dernières expériences, de même que dans les premières, le sang demeura toujours vermeil, excepté peut-être dans les derniers instants où il le fut un peu moins, et la respiration ne cessa qu'à peu près dans le même temps que l'hémorrhagie : dans le fort de celle-ci, elle était précipitée ; en général, l'animal respire alors comme s'il venait de faire une course ; c'est un fait assez remarquable, mais dont la raison se présente d'elle-même.

Ces expériences confirmaient en tout point les résultats que m'avaient donnés les précédentes ; mais en outre, elles me firent connaître quelques phénomènes nouveaux. Celui qui me frappa le plus fut l'intervalle considérable qu'embrassait la limite artificielle de la survie, surtout dans la 10ᵉ expérience. L'insufflation de l'air par la trachée-artère rappela à la vie un des fœtus de cette expérience, malgré qu'elle n'eût été commencée qu'à 49 min., c'est-à-dire 25 min. après qu'ils avaient cessé de pouvoir respirer d'eux-mêmes. J'avais trouvé pareillement que la limite artificielle s'étendait au-delà de la naturelle, de 16 min. au moins dans la 9ᵉ expérience et de 20 dans la 7ᵉ. Ces faits ne me permirent pas de douter que la limite naturelle ne fût elle-même plus reculée que 17 min., et que dans certains cas d'hémorrhagie elle n'approchât de celle qui a lieu quand il n'y a que simple cessation de l'influence maternelle.

Guidé par ces nouvelles idées, je revins à comparer toutes mes expériences entre elles, mais sur un plan différent de celui que j'avais d'abord suivi. Partant de ce résultat bien certain que l'asphyxie des fœtus commence toujours fort long-temps avant la fin de l'hémorrhagie de leur mère, j'en conclus que cette asphyxie doit commencer presque en même

13.

temps que l'hémorrhagie, dans les cas où celle-ci tue la femelle en 2 ou 3 min. Et puisque dans les cas de la plus violente
hémorrhagie les fœtus survivent 17 min., à dater du moment
où elle a eu lieu, j'en conclus derechef que dans toute hémorrhagie leur asphyxie, à quelque époque qu'elle commence,
admet au moins une survie de 17 min. Ainsi, il est indubitable que dans la 3ᵉ expérience, où la survie s'était étendue
à 19 ½ min., l'asphyxie avait commencé au plus tard à 2 ½
min.; mais nous avons vu que, pendant les 5 premières minutes, les quantités de sang écoulées et toutes les autres
circonstances avaient été absolument les mêmes dans cette
3ᵉ et dans la 5ᵉ expérience. Les mêmes causes, les mêmes
circonstances ont dû nécessairement produire le même effet.
L'asphyxie avait donc aussi commencé dans la 5ᵉ expérience à
2 ½ min. au plus tard; or la survie s'était étendue à 24 min. Il
faut donc que dans ce cas l'asphyxie ait été de nature diffé-
rente et susceptible d'une survie de 21 ½ min. au moins. En
appliquant le même raisonnement à la 9ᵉ expérience, dans
laquelle les fœtus ne respirèrent point après la 19ᵉ min.,
et à la 4ᵉ dans laquelle ils ne cessèrent de respirer qu'à 27 ½
min., malgré que dans l'une et l'autre les quantités de sang
aient été sensiblement les mêmes, toutes proportions gardées,
pendant les 5 premières minutes, on trouverait pareillement
que l'asphyxie a dû commencer à 2 min. au plus tard dans
ces deux expériences, et que par conséquent dans la 4ᵉ elle
avait admis une survie de 25 ½ min. pour le moins. En un
mot, en combinant toutes les expériences, et en les rappro-
chant d'après l'analogie qu'elles ont présentée pendant les 5
premières minutes, on est amené nécessairement à cette
conclusion que toutes les fois qu'une femelle meurt au bout

de son sang, non seulement l'asphyxie de ses fœtus commence long-temps avant sa mort, mais que cette asphyxie
prend un caractère différent dans les différents cas, et qui
la rend susceptible d'une survie plus longue, quand l'hémorrhagie a été prolongée. Il suit de là, que dans une
hémorrhagie qui a duré 13 min., par exemple, la survie
doit être notablement plus longue que dans celle qui n'en
a duré que 3. Or, la 9ᵉ expérience nous fait voir que dans le
premier cas les fœtus ne respirèrent que jusqu'à 19 min., à
dater de l'ouverture de l'artère; leur survie ne peut donc
excéder notablement les 17 min. du dernier cas, sans que
le commencement de leur asphyxie se confonde à peu près
avec celui de l'hémorrhagie. Et en comparant derechef les
détails des différentes expériences pendant les premières
minutes, nous serions forcés de reconnaître que, si dans
la 9ᵉ l'asphyxie a commencé en même temps que l'hémorrhagie, la même chose a dû avoir lieu dans toutes les autres.
La première question que je m'étais proposée dans mes
recherches se trouve donc ainsi résolue; et je crois pouvoir
affirmer que toute hémorrhagie un peu considérable d'une
femelle détermine à peu près instantanément l'asphyxie de
ses fœtus. Ce résultat, que confirmera de plus en plus tout ce
qui me reste à dire, est propre à jeter beaucoup de jour sur
certaines lois dela circulation du sang.

Mais quelles sont les causes qui modifient cette asphyxie
une fois produite par l'ouverture d'un vaisseau sanguin, qui
la modifient, dis-je, de manière que, dans certains cas, elle
n'admette qu'une survie de 17 min., que dans d'autres, elle
en admette une de 27 ½ min., ainsi que toutes les limites
intermédiaires? Il est évident que c'est dans le progrès

même de l'hémorrhagie qu'il faut les chercher; mais il paraît en même temps que c'est particulièrement dans les 10 premières min. Ainsi toutes les fois que dans cet intervalle la quantité de sang écoulée a été d'environ 2 ½ onces, les fœtus n'ont survécu que jusqu'à 19 ou 20 min.; quand elle a été de 2 onces ou très-peu plus, ils ont survécu jusqu'à 24 min. Enfin dans la 4ᵉ expérience, où elle avait été d'un peu moins de 2 onces dans le même temps, ils ont survécu jusqu'à 27 ½ min., malgré que l'hémorrhagie ait été plus rapide ensuite que dans aucun des cas où ils n'avaient survécu que 24 min. Mais si la nature de l'asphyxie est ainsi déterminée dans les 10 premières minutes, il en résulte que le reste de l'hémorrhagie n'y peut rien changer, et que la survie reste la même, quelle que soit la promptitude ou la lenteur avec laquelle elle se termine. C'est aussi ce que donnent les expériences que j'ai rapportées. On y voit, entre autres, que la survie ne s'est jamais étendue au-delà de 27 ½ min., et que, dans le seul cas où elle y est arrivée, l'hémorrhagie avait été terminée à 20 min., tandis qu'elle en est demeurée assez distante dans la 10ᵉ expérience, où l'hémorrhagie n'avait fini qu'à 24 min.; et qu'enfin dans la 2ᵉ, où le sang ne s'était arrêté qu'à 27 min., aucun fœtus ne survivait à 30.

Malgré que ces preuves parussent suffisantes, j'ai voulu savoir si des expériences directes y seraient conformes. J'ai donc pris une lapine, et lui ayant découvert la carotide droite et la trachée-artère, j'ai passé un fil sous la carotide et un cordonnet sous la trachée. L'hémorrhagie a été réglée à l'ordinaire et entretenue à peu près uniforme jusqu'à la 9ᵉ min., où elle a été arrêtée tout-à-fait en liant l'artère avec le fil. Elle avait fourni 2 onces 1 gros 48 grains de sang. A 10

min., le cordonnet fut serré et l'animal étranglé. Le premier
fœtus, extrait à 18 min., respira; le 2ᵉ à 18 ½ min., ne respira
point; le 3ᵉ et le 4ᵉ, extraits à 19 et à 20 min., firent chacun
5 ou 6 inspirations qui furent infructueuses; le 5ᵉ, extrait à
22 min., n'en fit aucune. Cette femelle pesait 5 livres 3 ½ onc.
On voit que ses fœtus survécurent à peu près le même temps
qu'ils l'eussent fait, si, au lieu de l'étrangler, j'avais laissé
couler le reste de son sang.

Dans ce cas, la quantité de sang évacuée pendant les 10
premières minutes avait été de plus de 2 onces; afin de m'assurer que quand elle est moindre, la survie reste pareillement déterminée, quelque prolongée que soit ensuite
l'hémorrhagie, je me proposai d'expérimenter une lapine
de manière qu'elle survécût à l'extraction de tous ses petits;
et afin d'y mieux réussir, ce fut l'artère crurale que je résolus
d'ouvrir. Mais un mouvement brusque de l'animal me fit
piquer la veine du même nom. Le sang en sortit aussitôt et
continua avec assez d'abondance. Il suintait encore à 14 min.
Lorsque j'ouvris l'artère, le sang ne cessa de couler de celle-ci
que vers la 25ᵉ min., comptée de même que tous les temps
de cette expérience, à dater de l'ouverture de la veine.

Je recueillis de 0 à 5 min...... 6 gros de sang.
              de 5 à 10 .... 6 gros encore.
              de 10 à 25 .... 1 onc. 7 gros.

Le premier fœtus extrait à 23 min. respira; les 2ᵉ, 3ᵉ et 4ᵉ
extraits à 24, 25 et 27 min. respirèrent aussi, mais très-pé-
niblement, surtout le dernier; le 5ᵉ extrait à 29 min. ne fit
aucune inspiration, jusqu'à ce qu'ayant été insufflé par la

trachée-artère à 46 min., il fut rappelé à la vie; enfin les 6e,
7e et 8e, extraits de 31 à 35 min., ne respirèrent point. La
femelle vivait encore à une heure 15 min., lorsque je la fis
mourir en ouvrant l'aorte au-dessous des reins. Elle pesait
5 ½ livres.

Cette expérience, faite dans un sens absolument inverse de
la précédente, confirme donc comme elle que c'est réellement
des 10 premières minutes de l'hémorrhagie de la mère que
dépend la durée de la survie de ses fœtus.

Elle offre de plus deux circonstances très-remarquables :
l'une, que l'effet de l'hémorrhagie est le même par une veine
que par une artère, ce que m'avait déja fait soupçonner la
8e expérience; l'autre, qu'il est pareillement le même, bien
que les vaisseaux d'où s'échappe le sang soient situés dans des
lieux diamétralement opposés par rapport au cœur et à la
matrice.

Enfin si on rapproche cette dernière expérience de la 4e,
dans laquelle la survie a été à peu près la même, ou plutôt
un peu plus longue, quoique l'hémorrhagie eût été un peu
plus forte dans les 10 premières minutes, et que dans les suivantes, elle eût été assez rapide pour faire périr l'animal vers
la 20e min., on en conclura que le moindre effet que puisse
produire sur les fœtus une hémorrhagie de leur mère, capable de les affecter, est une asphyxie admettant une limite
naturelle de 27 min., à dater de l'ouverture du vaisseau. Or,
si l'on fait attention que dans les dernières expériences, un
des fœtus a été rappelé à la vie par l'insufflation 19 min. au-
delà de cette limite, c'est-à-dire un peu au-delà de ce que
j'ai observé jusqu'ici dans le cas de simple interruption de
l'influence maternelle, il ne restera, je pense, aucun doute

que dans cette expérience l'asphyxie n'ait eu pour unique cause une interruption de ce genre, et que par conséquent elle n'ait duré au moins 25 min. Je dis au moins, car il est bien vrai que, malgré les tentatives réitérées, je n'ai point encore vu de fœtus, retiré d'une lapine vivante, survivre après 25 min. Mais c'est qu'aussi l'exposition de la matrice à l'air, le contact des doigts, l'hémorrhagie, etc., sont autant de causes qu'on ne peut éviter, quand on ouvre une femelle vivante, et qui, comme je l'ai déja dit, diminuent ou même suspendent l'influence maternelle plus ou moins de temps avant qu'on puisse opérer l'extraction des fœtus. Je n'hésite donc point à croire que les 27 min. données par la dernière expérience et par la 4ᵉ ne marquent réellement l'intervalle compris dans la limite naturelle de la survie pour tous les cas où il n'y a que cessation de l'influence maternelle, et qu'en même temps ce ne soit à ces cas qu'appartiennent tous ceux d'hémorrhagie dans lesquels la mère a perdu moins de 2 onces de sang pendant les 10 premières minutes, c'est-à-dire la moitié ou un peu moins de celui dont la perte l'aurait tuée dans cet espace de temps. Ceci nous ramène au résultat que nous avait déja donné le rapprochement des autres expériences fait d'une autre manière, savoir, que toute hémorrhagie un peu considérable d'une femelle détermine instantanément l'asphyxie de ses fœtus; je dis un peu considérable, car il ne faut pas perdre de vue que dans toutes ces expériences ce sont toujours de gros vaisseaux qui ont été ouverts.

Il demeure donc prouvé, ce me semble, que toutes les fois que l'hémorrhagie d'une lapine est assez forte, pendant les 10 premières minutes, pour produire dans les fœtus autre

chose qu'une simple interruption de l'influence maternelle,
elle imprime à leur asphyxie un certain caractère, variable
dans les différents cas, et tel que la survie en est toujours
plus ou moins raccourcie, sans toutefois qu'elle devienne
jamais moindre que 17 min. Mais en quoi consiste ce caractère? C'est ce qu'il est fort difficile de démêler. Nous avons
vu qu'il ne dépend pas de ce que les fœtus sont privés de
sang, au moins de la manière que l'entendaient les auteurs
du siècle dernier. Mais je dois rapporter ici deux faits qui
m'avaient échappé dans mes premières expériences, et qui
ont attiré mon attention quand je les ai répétées. C'est que
dans les fœtus extraits de femelles mortes d'hémorrhagie,
la veine ombilicale est vide en dedans du ventre, depuis l'ombilic jusqu'au foie, et que, non pas dans tous les cas, mais
néanmoins dans le plus grand nombre, le canal veineux est
très-rétréci et quelquefois même fermé. D'après cela, si j'osais
hasarder quelque opinion, je dirais que l'hémorrhagie de la
mère occasionne un reflux du sang de la veine ombilicale des
fœtus vers la matrice, et que ce reflux est d'autant plus grand
que l'hémorrhagie est plus rapide dans les premiers moments; en sorte qu'il est à peu près nul quand elle est très-
modérée. Nous avons dit plus haut que la différence qui a
lieu dans la durée de la survie entre le cas de simple interruption de l'influence maternelle et celui de l'asphyxie de la
mère, paraissait dépendre de ce que, dans le premier, le
sang qui remplit la veine ombilicale est encore propre à
l'entretien des fonctions, et qu'il ne l'est plus dans le second.
L'hémorrhagie fournirait donc un troisième cas qui tiendrait
le milieu entre ces deux-là. Suivant que la veine ombilicale
aurait été plus ou moins évacuée, la survie admettrait diffé-

rentes limites, qui néanmoins seraient toutes comprises entre celles qui appartiennent aux deux cas précédents. On voit que cette opinion s'accommoderait assez bien aux divers phénomènes que m'ont offerts mes expériences. J'avoue pourtant que je suis fort éloigné de la regarder comme prouvée. Outre qu'il n'est pas facile de comprendre ce reflux du sang de la veine ombilicale, j'ai cru apercevoir quelquefois qu'elle en était à peu près aussi vide dans des fœtus dont la mère n'était pas morte d'hémorrhagie. Ce ne sera que sur de plus grandes espèces, dans lesquelles les différents degrés de plénitude de cette veine sont plus sensibles, qu'on pourra lever les doutes qui restent à cet égard.

Jusqu'ici nous nous sommes bornés à rechercher les effets de l'hémorrhagie portée à un degré assez considérable pour tuer dans un temps plus ou moins court ; mais les résultats que nous avons obtenus nous conduisent à envisager cette question de l'hémorrhagie sous un autre point de vue. En effet, puisque l'asphyxie des fœtus commence à peu près en même temps que l'hémorrhagie de leur mère, il est évident qu'elle est complète long-temps avant que celle-ci ait perdu assez de sang pour en mourir. Il s'agit donc de savoir s'ils se remettent de cette asphyxie toutes les fois que leur mère elle-même ne succombe pas à l'hémorrhagie ; ou bien y a-t-il des cas où une hémorrhagie de la mère fasse périr les fœtus, malgré qu'elle y survive elle-même ?

Toutes les expériences que j'ai faites dans ce nouveau but l'ont été par l'artère crurale, parce qu'il m'avait semblé que la lésion de ce vaisseau devait avoir des suites moins dangereuses que celle de la carotide ; que d'ailleurs l'écoulement du sang est plus facile à régler par cette voie ; et qu'enfin,

14.

d'après la dernière expérience, les effets en sont parfaitement
comparables à ceux de l'hémorrhagie par la carotide.

Pour y procéder avec ordre, j'avais deux moyens à choisir:
l'un était de commencer par de petites hémorrhagies, et
de les rendre graduellement plus fortes dans des expériences successives, suivant leurs effets sur les fœtus et sur leurs
mères; l'autre était inverse, et consistait à produire d'abord
la plus forte hémorrhagie que je présumais pouvoir être supportée par une lapine sans qu'elle courût risque de la vie, et
à descendre ensuite à de plus faibles, selon que l'exigeraient
les premiers résultats. Ce fut pour ce dernier moyen que je me
décidai, parce qu'il me parut sujet à moins de tâtonnements.

Nous avons vu que dans toute hémorrhagie prolongée de
manière que la mort n'arrive qu'à 20 min. ou au-delà, une
lapine d'un volume ordinaire perd plus de 4 onces de sang.
Nous avons vu aussi dans la dernière des expériences dont
je viens de rendre compte, que la femelle qui en fait le sujet,
ayant perdu en 25 min. 3 onc. 3 gros de sang, vivait encore
plus de $\frac{3}{4}$ d'heure après la fin de l'hémorrhagie : à la vérité,
elle était très-affaiblie ; mais aussi elle était demeurée
jusque-là fixée sur le dos, le ventre largement ouvert, et les
entrailles exposées à l'air et traînant sur la table. Il était pré-
sumable que, sans toutes ces complications, elle aurait pu
survivre, surtout si en même temps l'hémorrhagie eût été un
peu moins forte. Il me sembla donc qu'une hémorrhagie de
3 onc., prolongée pendant environ $\frac{1}{2}$ heure, pourrait bien ne
pas causer la mort, et ce fut cette quantité que je résolus
d'essayer d'abord. Mais il se trouva que la lapine soumise à
ce premier essai perdit 3 onc. 2 gros de sang en 35 min. L'hémorrhagie s'étant arrêtée d'elle-même, la plaie fut recousue

sans faire de ligature à l'artère qui, malgré cela, ne parut pas
fournir de sang par la suite. Lorsque la femelle eut été déliée,
en tâtant son ventre, qui était très-flasque, je ne sentis aucun
mouvement des petits; mais au bout de 1 heure, à dater du
commencement de l'hémorrhagie, je crus distinguer dans
quelques-uns de faibles bâillements semblables à ceux qu'ils
font dans leurs membranes quand on les a détachées de la
matrice, ou lorsque l'on comprime le cordon ombilical. Ces
bâillements, accompagnés de légers mouvements des membres, ne purent être sentis que pendant environ $\frac{1}{2}$ heure. La
mère se soutenait encore assez bien sur ses pattes, et pouvait marcher à la fin de l'opération, mais elle avait un air
abattu; elle ne mangea point, et s'affaiblit promptement. Le
lendemain au soir elle était si faible, qu'en la plaçant sur le
côté elle avait quelque peine à se remettre sur ses pattes. Je
craignis qu'elle ne mourût dans la nuit; et comme il m'im-
portait de connaître l'état de ses fœtus avant sa mort, je me
décidai à l'ouvrir vivante, 27 heures après l'expérience. Elle
contenait 5 petits; ils étaient tous morts; non-seulement le
cœur ni le diaphragme ne conservaient plus aucun vestige
d'irritabilité au moment de leur extraction, mais il y avait
à la peau une infiltration rougeâtre, et l'épiderme s'enlevait
par lambeaux. Le liquide albumineux, verdâtre et assez
diaphane dont l'estomac de ces petits animaux est toujours
rempli au moment de leur naissance, était trouble et rougeâtre : en un mot, il me parut qu'ils étaient morts depuis
le temps de l'expérience ou très-peu après. Tous ces fœtus
m'offrirent de plus un état exsangue non équivoque; et ce fut
la première fois que j'observai cet état à la suite de l'hémorrhagie. Les vaisseaux ombilicaux, et surtout la veine, étaient

à peu près vides tant au dedans du ventre qu'au dehors ;
l'oreillette gauche du cœur l'était aussi ; la droite ne contenait que très-peu de sang ; il n'y en avait qu'un filet dans
les trois veines caves pectorales. Mais c'est surtout dans le
foie que l'état exsangue était remarquable. Ordinairement
quand on ouvre la veine cave postérieure à la sortie de ce
viscère pour y chercher l'orifice du canal veineux, le sang
afflue avec abondance, et ce n'est qu'après avoir épongé à
plusieurs reprises qu'on parvient à l'apercevoir, mais ici il
y en avait à peine quelques gouttes.

Cette lapine, vidée de ses petits, pesait 5 liv. 8 onc. 5 gros.

Il résulte de cette expérience que, bien qu'elle eût survécu à l'hémorrhagie et qu'elle ne parût même pas très-ma-
lade dans les premiers moments, l'influence maternelle ne
s'était pas ou s'était mal rétablie. Il en résulte aussi que 3 onc.
2 gros de sang sont une quantité plus forte qu'une lapine
n'en peut perdre sans danger même en 35 min.

Il me parut donc qu'en recommençant cette expérience
sur une 2ᵉ femelle, il était convenable de ne lui tirer qu'un
peu moins de 3 onc. de sang : je réussis à peu près selon mon
désir ; celle-ci n'en perdit que 2 onc. 3 ½ gros en 25 min.
L'hémorrhagie fut arrêtée par une ligature faite à l'artère,
et la plaie recousue. Pendant que le sang coulait, les petits
s'étaient beaucoup agités ; on distinguait même à la vue les
mouvements qu'ils imprimaient au ventre de la mère ; mais
lorsque cette dernière eut été détachée, je ne sentis de mouvements que dans un seul, encore étaient-ils excessivement
faibles, et je ne les sentis plus un instant après. A 1 heure
45 min. je distinguai assez bien les mouvements de plusieurs
petits ; à 5 h. je ne pus derechef en apercevoir que dans un,

et ils étaient très-faibles. Ce dernier état de choses subsista jusqu'à l'accouchement. Quant à la mère, elle commença à manger au bout d'environ 9 h.; le lendemain matin elle paraissait se porter assez bien; enfin elle accoucha de 6 petits 32 heures après l'hémorrhagie, et à 31 ½ jours de gestation. Ils étaient tous morts, mais encore chauds quand je les vis, 2 h. après la dernière visite que j'avais faite à la mère. En les examinant les uns après les autres, je reconnus que 3 étaient nés vivants et avaient respiré, mais que les 3 autres étaient morts avant de naître. Ceux-ci présentaient en tout les mêmes circonstances que ceux de la première femelle, c'est-à-dire que l'épiderme formait des phlyctènes et s'enlevait par lambeaux; que la peau était infiltrée; que les vaisseaux sanguins et le foie étaient dans un état de vacuité manifeste. J'observai de plus que le canal veineux était fermé dans deux et très-rétréci dans le 3e, fait que je n'avais pas songé à vérifier sur ceux de la première femelle. Quant aux trois nés vivants, leur canal veineux était ouvert, leurs vaisseaux sanguins, sans être vides, ne me parurent pas aussi pleins que dans l'état de santé.

Le lendemain de l'accouchement, la mère parut malade, et ne mangea point ou très-peu. Une suppuration abondante et fétide s'établit dans la plaie, le dévoiement survint, enfin elle mourut 3 jours après l'accouchement, et un peu moins de 4 ½ jours après l'hémorrhagie; elle pesait 6 liv. 10 onc. Il y avait dans son mesentère une boule stéatomateuse de 1 ½ pouces de diamètre.

Cette expérience confirmait qu'une hémorrhagie dans une femelle pleine peut faire périr ses fœtus plus ou moins immédiatement, quoiqu'elle y survive elle-même un certain

temps; mais d'un autre côté, elle faisait entrevoir que toutes
les fois que l'hémorrhagie est portée à un degré capable de faire
périr tous les fœtus, la mère doit y succomber elle-même tôt
ou tard ; car, si cette 2ᵉ femelle était morte uniquement de la
perte de sang qu'elle avait faite, il était très-présumable qu'en
diminuant assez l'hémorrhagie pour que la mère s'en réta-
blît, les fœtus y survivraient eux-mêmes, puisque déja, après
cette perte de 2 onc. 3 ½ gros de sang, 3 étaient nés vivants.
Mais en examinant toutes les circonstances de l'expérience,
et surtout l'état rassurant que présentait la femelle avant
l'accouchement, il me parut très-vraisemblable qu'elle était
morte des suites de l'opération, aggravées par l'accouchement, et non pas précisément de la quantité de sang qu'elle
avait perdu.

Pour éclaircir ce fait, je résolus de soumettre une 3ᵉ femelle à la même hémorrhagie ; j'y réussis assez bien, car elle
perdit 2 onc. 2 gros de sang en 23 min.; l'artère fut liée
et la plaie recousue comme dans l'expérience précédente.
Pendant les 24 heures qui suivirent l'hémorrhagie, les petits
firent quelques mouvements, mais très-faibles et obscurs;
le 2ᵉ jour ils commencèrent à former une masse inerte et sans
souplesse; le mère parut triste et malade, et ne prit presque
point de nourriture jusqu'à la fin de ce 2ᵉ jour ; mais alors
elle mangea assez abondamment, et peut-être trop, car je
la trouvai morte quelques heures après, sans qu'elle eût mis
bas; elle était, au moment de sa mort, à un peu plus de 32 jours
de gestation ; elle contenait 6 fœtus, lesquels étaient absolument dans le même état que ceux de la première femelle, et
que les 3 morts nés de la 2ᵉ. Son poids était de 5 liv. 12 onc.

Cette expérience m'embarrassa ; je demeurai incertain sur

la véritable cause de la mort de cette 3ᵉ femelle, et mes doutes s'étendirent nécessairement à la 2ᵉ. Le point important était de connaître si elle était due aux suites de l'opération ou bien à l'hémorrhagie. Or, en pratiquant la même opération sur une 4ᵉ femelle, avec cette seule différence de lui faire perdre moins de sang, si elle se rétablissait, il en faudrait conclure que les autres n'étaient mortes que pour en avoir trop perdu. Je ne tirai donc à celle-ci que 1 once 3 gros 28 grains de sang en 15 min., après quoi l'artère fut encore liée et la plaie recousue. Les mouvements des petits furent très-faibles le premier jour, mais assez forts et bien prononcés le 2ᵉ; la mère paraissait à peine malade après avoir été détachée. Cependant elle ne commença à manger que le 2ᵉ jour; elle accoucha de 10 petits deux jours et quelques heures après l'opération, et à la fin du 32ᵉ jour de la gestation. Deux étaient morts, et présentaient les mêmes apparences que tous ceux morts-nés, dont il a été question précédemment. Les 8 autres étaient bien vivants; mais la mère ne put les nourrir faute de lait, qui disparut le lendemain de l'accouchement. Du reste, elle se rétablit assez bien; seulement elle maigrit beaucoup, parce que la plaie suppura abondamment et pendant long-temps; ce qui n'empêcha pas qu'ayant été mise au mâle 13 jours après l'accouchement, elle fit à terme 9 petits bien vivants. Elle pesait, après le premier accouchement, 6 liv. 2 onc.

Cette expérience me parut décisive; et comme elle ne différait des deux dernières qu'en ce que l'hémorrhagie avait été moindre d'environ 1 once, je crus pouvoir en conclure que c'était réellement pour avoir perdu trop de sang que la 2ᵉ et la 3ᵉ femelles avaient péri; et, d'après ce que j'ai dit au sujet de la 2ᵉ, il en résultait que toute hémorrhagie d'une lapine capable de tuer tous les fœtus la faisait mourir elle-même tôt ou tard.

Il me restait une dernière question à examiner, c'était de savoir quelle est la plus grande quantité de sang que puisse perdre une lapine sans que ni elle ni ses fœtus en meurent. Nous venons de voir que sur une portée de 10 fœtus, 2 seulement étaient morts après une hémorrhagie de 1 once 3 gros 28 grains, dont la mère s'était rétablie. J'en inférai que la quantité cherchée pourrait bien aller à 1 once, et ce fut celle que je me proposai de faire perdre à une 5ᵉ femelle. L'opération fut faite comme dans les quatre cas précédents, seulement la plaie ne fut point recousue, parce qu'il m'avait semblé que cette suture était nuisible, et qu'elle augmentait et prolongeait la suppuration. L'hémorrhagie dura 15 min. et fournit $7\frac{1}{2}$ gros de sang ; peu après l'animal mangea, et continua à se bien porter jusqu'à l'accouchement, qui eut lieu au bout de 24 heures. Elle fit 9 petits bien vivants et aucun de mort. Sa plaie était alors très-rétrécie, et parut fermée le lendemain. Elle allaita d'abord ses petits, mais elle cessa le second jour, et ne mangea presque plus. Le dévoiement survint. Enfin elle mourut 54 heures après l'accouchement et 78 après l'opération. Le péritoine était enflammé; il y avait dans le ventre une certaine quantité d'un liquide trouble et couleur de café au lait.

Je n'ai aucun doute que la mort de cette lapine n'ait été uniquement la suite de l'opération et non de l'hémorrhagie. Or, si au lieu de $7\frac{1}{2}$ gros de sang en 15 min. elle en avait perdu 30 (3 onc. 6 gros), il est certain qu'elle en serait morte aussitôt après. J'en conclus qu'une lapine peut perdre dans un temps donné le quart de tout le sang qui la ferait mourir dans le même temps sans que ni elle ni ses fœtus en périssent.

De plus, cette 5ᵉ expérience me ramène nécessairement à la 2ᵉ et à la 3ᵉ. Les femelles de ces deux dernières étant mortes à peu près dans les mêmes circonstances et avec les mêmes symptômes que celle de la 5ᵉ, je me crois obligé de revenir sur la conclusion que j'en avais tirée, et je demeure persuadé qu'elles ne sont pas mortes précisément de l'hémorrhagie, mais de l'opération, dont les suites n'ont pu qu'être aggravées par l'accouchement et par les fœtus morts qui avaient séjourné dans leur matrice pendant quelques jours. Mais, en même temps, il me paraît certain, par l'exemple de la première, que la perte de 3 onc. 2 gros de sang avait bien évidemment fait périr, que les 2 onces et 2 ou 3 gros qu'elles avaient perdus sont à peu près la plus grande hémorrhagie à laquelle une lapine puisse survivre, et il est très-douteux qu'une plus petite fît mourir tous les fœtus, puisque la moitié de ceux de la 2ᵉ n'étaient morts qu'un peu après leur naissance.

Je conclus de tous ces faits, d'une part, que la plus petite quantité de sang que doive perdre une lapine, pour que tous ses fœtus en meurent, est la plus grande dont elle puisse se rétablir, et que cette quantité égale environ la moitié de celui dont l'évacuation dans le même temps la ferait périr sur-le-champ ; d'une autre part, que la plus grande quantité qu'elle puisse perdre dans un temps donné, sans que ni elle ni ses fœtus en meurent, est à peu près le quart de celui dont la perte la ferait périr dans le même temps ; et qu'enfin des hémorrhagies intermédiaires entre ces deux quantités font mourir un plus ou un moins grand nombre

15.

de fœtus, suivant qu'elles approchent davantage de l'une ou de l'autre.

Si nous recherchons la cause de l'effet subit que produit sur les fœtus l'hémorrhagie de leur mère, nous n'en apercevrons point d'autre qu'un changement d'état occasioné tout à coup dans la circulation de la mère, et il est évident que ce changement d'état consiste dans une diminution de force. En effet, lorsqu'un gros vaisseau est ouvert, cette tension du système sanguin, nécessaire à l'activité de la circulation, en est aussitôt diminuée, et l'énergie du cœur se consumant en partie à pousser le sang par l'ouverture de ce vaisseau, ce fluide n'arrive plus aux divers organes avec le degré de force requis pour le plein exercice des fonctions. Sur quoi il faut remarquer que dans les hémorrhagies prolongées et modérées, comme il a été dit, la circulation subsiste encore quelque temps avec assez de force pour entretenir les autres fonctions de la mère, tandis que dès le commencement elle n'en a plus assez pour faire parvenir le sang dans les vaisseaux du fœtus : circonstance qui semble prouver que le système vasculaire, qui établit la communication de la mère au fœtus, exige une tension, une activité assez grande dans la circulation pour que le sang puisse le pénétrer.

C'est pareillement en occasionant un changement d'état dans la circulation des femelles que l'asphyxie, la syncope, et toutes les affections qui s'y rapportent, étendent leurs effets de la mère au fœtus. Mais, dans ce dernier cas, c'est dans la nature chimique du sang que ce changement d'état a lieu.

Tous les accidents que nous avons considérés jusqu'ici dans les lapines n'ont donc produit d'effet sur leurs fœtus qu'en

raison de deux changements d'état qu'ils avaient d'abord oc-
casionés dans la circulation de ces femelles, l'un dans la nature chimique du sang, l'autre, dans la force avec laquelle
il circule.

Et, en général, on peut avancer qu'un accident, une maladie quelconque d'une femelle ne peut affecter le produit de
la conception que de l'une ou de l'autre de ces deux manières. On m'objectera peut-être que raisonner ainsi c'est
préjuger la grande dispute sur la pathologie humorale. A cela
je réponds que l'influence maternelle ne s'exerçant que par le
système sanguin, tout accident de la mère qui n'altérerait
ni la nature chimique de son sang, ni la vitesse de sa circulation, ne serait pas ressenti par le fœtus. En second lieu,
bien loin de prendre parti pour les humoristes contre les
solidistes, je suis convaincu que les prétentions des uns et
des autres sont également mal fondées. Car les solides et les
liquides de l'économie animale sont dans une telle dépendance les uns des autres, il y a entre eux une telle récipro-
cité d'action, que les uns ne peuvent pas être affectés que
les autres ne le soient bientôt eux-mêmes. Toute la dispute
se réduit donc à savoir si ce sont les solides ou les liquides
qui sont affectés les premiers dans le principe d'une maladie ; et il est indubitable que ce sont tantôt les uns, tantôt
les autres ; mais qu'aussitôt que les uns le sont, les autres ne
tardent pas à le devenir, et le deviennent dans chaque cas
d'une manière spéciale et dépendante des premiers, en sorte
que c'est cette altération mutuelle qui fait le caractère de la
maladie, et en constitue ce qu'on appelle en pathologie la
cause prochaine.

Je ne me permets ici ces réflexions sur cette matière que

parce qu'elles me conduisent à conclure que dans toutes les affections qu'une femme enceinte peut éprouver, la circulation
en est altérée, et que cette altération consiste toujours dans
les deux changements d'état dont j'ai parlé. C'est de l'un ou
de l'autre, ou des deux réunis, que dépend tout accident qui
peut survenir au fœtus par l'intermédiaire de sa mère.

Néanmoins, je ne prétends pas rapporter à l'hémorrhagie
ou à l'asphyxie tout ce qui peut l'affecter par la circulation
de la mère. Sans doute que dans les cas de simple affaiblissement général ou partiel dans la circulation, les choses se
passent à peu près comme dans ceux d'une hémorrhagie portée au degré d'occasioner une faiblesse analogue. Mais dans
les affections où la composition chimique du sang est altérée, cette altération ne variant pas seulement quant au degré
dans les différents cas, mais encore quant à la nature, on
conçoit que les fœtus doivent en éprouver d'autres effets
que ceux de la simple asphyxie portée à différents degrés.
Ce qu'il faut bien observer, c'est que, quels que soient ces
effets, ils ne sont jamais si grands que ceux produits par l'asphyxie; car dans aucune maladie, le sang ne prend un caractère aussi contraire à la vie, aussi promptement mortel
Ainsi on peut affirmer que dans aucun cas la limite de la
survie des fœtus n'est plus courte que dans l'asphyxie.

Du reste, on voit assez qu'il ne serait pas possible de simuler sur les femelles des animaux les différentes maladies
dont une femme enceinte peut être attaquée. Néanmoins,
comme dans toutes ces maladies, la nature chimique et la
vitesse du sang sont altérées à la fois, j'ai voulu soumettre à
l'expérience quelques cas où cette double altération existait
simultanément. Je n'en ai point trouvé de plus simple, de

plus facile à répéter, et qui, dans ces différents essais, fût plus propre à donner des résultats comparables, que l'affection produite par l'abstinence des aliments. Bien que la nature de cette affection soit encore fort peu connue, je pense qu'on peut admettre que son effet sur les fœtus ne s'éloigne pas beaucoup de celui que produiraient plusieurs maladies chroniques.

J'ai donc soumis des lapines pleines à une privation totale d'aliments, plusieurs jours avant le terme de la gestation. La première accoucha, au bout de 6 jours 4 heures d'abstinence, de deux fœtus bien vivants. Mais l'un mourut de froid pendant que je donnais des soins à l'autre. Ce dernier avait près de l'ombilic une ouverture par où sortait la plus grande partie de ses intestins. La réduction en fut faite avec beaucoup de peine. Il parut ensuite assez bien remis, mais je le trouvai mort huit jours après l'accouchement. Il avait dans le cœur un vice de conformation que je ferai connaître ailleurs (1).

Cette femelle était pleine lorsque je l'achetai, en sorte que je n'étais pas bien sûr depuis quand elle l'était à l'époque où je la mis à l'abstinence. Mais elle accoucha plus tôt que je n'avais compté, et je ne doute point qu'elle n'ait devancé de quelques jours le terme ordinaire de la gestation. La température du lieu avait été de + 5 à 6 deg. pendant l'abstinence.

Une autre y fut mise au 20ᵉ jour de la gestation. La température était et demeura à peu près à 8 deg. Les aliments lui furent rendus à la fin du 8ᵉ jour. Un quart d'heure après, l'accouchement commença, deux jours au moins avant le terme ordinaire. Elle fit d'abord 8 petits dans l'espace d'une heure ; ils étaient tous vivants, excepté le 6ᵉ, lequel était mort

______

(1) Voy. *OEuvres de Legallois*, T. II, p. 360.

avant l'accouchement; car, ayant été ouvert aussitôt, le cœur
et le diaphragme n'étaient plus irritables; mais il avait péri
très-peu de temps avant sa naissance : l'épiderme ne se détachait pas et ne formait point de phlyctènes. Le 8ᵉ ne fit que
3 ou 4 petits efforts d'inspiration. Les battements de son cœur
étaient cependant très-distincts, et ils continuaient encore
lorsque j'en fis l'ouverture; mais ils s'arrêtèrent bientôt, et
l'irritabilité elle-même fut de peu de durée. Cette femelle en
fit encore deux autres, l'un 6 heures, l'autre environ 15 heures après les précédents; aucun des deux ne paraissait avoir
respiré, et l'épiderme du dernier se détachait facilement. J'é-
tais présent à la naissance des 8 premiers, et ayant pu les
secourir à temps, je désirais beaucoup conserver les 6 qui
avaient survécu, afin de m'assurer s'ils se ressentiraient de
l'abstinence de leur mère. C'était dans l'hiver. Je leur préparai
un nid auprès du feu et l'élevai à une température convenable. Il y avait 2 heures qu'ils étaient nés, et leur respiration était bien établie, lorsqu'une affaire m'obligea de les
quitter pendant une heure. À mon retour je les trouvai morts
et à demi-brûlés. J'ai été d'autant plus fâché de cet accident,
que depuis il ne m'a pas été possible de le réparer.

Mon intention, en rendant les aliments à cette femelle
après 8 jours d'abstinence et 2 jours avant le terme de la
gestation, était de connaître si elle accoucherait à ce terme,
et si les fœtus pourraient être élevés. Son avortement ayant
dérangé ce plan, je le recommençai sur une 3ᵉ, avec l'attention
de prolonger un peu moins l'abstinence. Celle-ci était pleine
de 18 jours lorsqu'elle y fut mise; les aliments lui furent
rendus au bout de 6 jours et 3 heures; la température s'était
soutenue dans cet intervalle de + 9 à 10 deg. L'accouche-

ment n'eut lieu que 9 jours après, 3 jours au-delà du terme ordinaire de la gestation. Elle fit six petits très-forts, et qu'elle allaita ; ils se développèrent très-bien.

Cette même lapine, remise au mâle, 7 semaines après son accouchement, était pleine de 19 jours, lorsqu'elle fut derechef soumise à l'abstinence. Mon projet était de l'y laisser un jour de plus que la première fois, afin de voir si l'accouchement en serait encore plus retardé, et si les petits n'en seraient pas plus indisposés ; mais elle avorta au bout de 6 jours 20 h., quelques heures avant le moment où je comptais lui rendre les aliments, et à la fin du 25e jour de la gestation. Elle fit 8 petits ; les 4 premiers dans l'espace d'une heure, et les 4 autres de loin en loin, en sorte qu'il y eut un intervalle d'environ 18 heures entre le premier et le dernier. Tous naquirent vivants, excepté deux : la plupart respirèrent ; trois, entre autres, respirèrent pendant près d'une demi-heure. Ils étaient trop faibles et trop peu formés pour que je songeasse à les conserver. La température avait été pendant l'abstinence de + 17 à 21 deg.

Après avoir interrompu quelque temps ces expériences, je revins à essayer si une abstinence de 6 jours produirait sur une autre lapine le même effet que j'avais observé la première fois sur celle dont je viens de parler ; seulement j'attendis qu'elle fût plus avancée dans la gestation. Elle était à 23 ½ jours lorsque je lui ôtai les aliments ; elle accoucha 1 ½ jour avant l'époque ordinaire, et au bout de 5 jours d'abstinence, pendant laquelle la température avait été d'environ + 3 deg. L'accouchement fut encore fort long, et dura près de 24 heures. Le premier fœtus parut 12 heures avant les 3 suivants, lesquels naquirent à peu d'intervalle les uns des autres ; enfin les 8 derniers, car il y en avait 12, ne sortirent que dans les 3 dernières heures. Tous avaient respiré, et assez pour que leurs poumons en conservassent des marques non équivoques, excepté deux, dont un des 8 derniers, et un des 3 qui les avaient précédés. Quant à la durée de l'accouchement, je l'indique dans toutes les expériences, parce qu'elle est un des effets de l'abstinence ; dans les cas ordinaires les lapines accouchent en peu de temps de tous leurs fœtus, quelque nombreuses que soient leurs portées (1).

---

(1) Je ne puis passer ici sous silence la manière dont mourut cette femelle. Lorsque l'accouchement fut terminé, je m'aperçus que le corps de la matrice en entier, presque toute la corne droite et une partie de la gauche étaient renversés et sortis au dehors. Ce ne fut qu'avec beaucoup de peine que j'en opérai la réduction ; trois quarts d'heure après, les mêmes parties se renversèrent de nouveau, je parvins encore à les réduire, et pour cette fois d'une manière durable. Je l'avais placée près de moi pour observer si cet accident ne reparaîtrait pas ; elle était assez bien remise et commençait à manger, lorsque 22 heures après l'accouchement, je l'entendis tout-à-coup se débattre convulsivement : elle expira en moins de trois min., Je trouvai l'oreillette droite de son cœur pleine de bulles d'air, les deux veines caves antérieures et l'artère pulmonaire n'en contenaient que dans le voisinage du cœur, mais la veine cave postérieure en était remplie, et en la suivant dans le ventre, je trouvai qu'elle en contenait jusqu'au lieu où elle reçoit les veines des cornes de la matrice et point au-delà ; ces veines en étaient elles-mêmes remplies, surtout la plus grosse de la corne droite ; cette corne, qui était d'un rouge foncé et un peu livide, présentait à la surface intérieure plusieurs boursouflures pleines d'air, la gauche n'avait ni cette apparence ni ces boursouflures, et cependant les veines contenaient aussi des bulles d'air ; il n'y en avait point dans celles du corps de la matrice, ni d'aucune autre partie. Du reste, la matrice et ses deux cornes étaient à peu près dans leur situation naturelle, et la réduction en avait été complète.

Ce n'est pas la seule fois que j'aie vu l'air passer ainsi des cornes de la

Il me sembla qu'au lieu d'insister plus long-temps sur cette expérience, j'obtiendrais plus de lumière sur le véritable état des fœtus à la fin de l'abstinence, en asphyxiant une lapine à cette époque au lieu de lui rendre les aliments. La durée de leur survie dans ce cas, comparée à celle qui aurait eu lieu si la femelle se fût bien portée, me donnerait la mesure de leur vitalité. J'isolai donc à la manière ordinaire une femelle pleine de 24 jours, c'est-à-dire, encore plus avancée que la précédente ; et après 5 jours 15 heures d'abstinence, à une température qui varia de + 2 à 5 deg., je l'asphyxiai par immersion de la tête dans l'eau chaude ; le premier fœtus fut extrait à 6 min. ; ses artères ombilicales battaient encore ; il respira. Le 2ᵉ, extrait à 10 min.., avait ses vaisseaux ombilicaux presque vides, et ils l'étaient de même dans tous les

---

matrice dans la veine cave. J'ai rencontré la même chose dans deux autres cas ; dans ceux-ci il n'y avait point de renversement de matrice ; les femelles avaient été expérimentées par hémorrhagie. Je ne m'arrêterai point à rechercher si l'abstinence et l'hémorrhagie ont contribué à cette absorption de l'air par les veines ; mais je ferai observer que bien des fois, à la suite d'accouchements laborieux, on a vu des femmes périr subitement et au moment où l'on s'y attendait le moins. On a presque toujours attribué la mort dans ces cas à une hémorrhagie interne. Cette hémorrhagie en a sans doute été souvent la véritable cause ; mais je ne crois pas qu'on l'ait vérifiée par l'examen du cadavre, toutes les fois qu'on l'avait soupçonnée. Ne se pourrait-il pas que la mort eût été due dans plusieurs de ces cas à des bulles d'air qui avaient pénétré de la matrice dans les vaisseaux sanguins ? C'est un point de pathologie qui mériterait singulièrement d'être éclairci. Parmi les dangers que l'on cite comme pouvant être produits par des manœuvres trop peu ménagées pendant l'accouchement, je ne sache pas qu'on ait fait mention de celui-là, et ce serait néanmoins le plus redoutable de tous.

16.

suivants; il respira aussi, mais plus tardivement : pareille chose eut lieu dans le 3ᵉ, extrait à 13 min. Le 4ᵉ et le 5ᵉ, extraits à 15 et à 16 min., ne firent que quelques faibles et vains efforts d'inspiration. Le premier de ces deux fœtus avait le canal veineux fermé, mais il était ouvert dans l'autre. Le 6ᵉ fut extrait à 17 min.; sa respiration ne commença qu'avec beaucoup de peine, et fut long-temps laborieuse, mais enfin elle s'établit parfaitement. Elle ne put pas s'établir dans le 7ᵉ et le 8ᵉ, extraits à 17 ½ min. et 18 min.; ils ne firent l'un et l'autre que quelques légers efforts d'inspiration. Le canal veineux était encore fermé dans l'un de ces deux derniers et ouvert dans l'autre.

Ainsi, de 8 lapins que contenait cette femelle, 4 survécurent, malgré que le 4ᵉ n'eût été extrait qu'à 17 min., c'est-à-dire à la limite précise de la survie, pour le cas où la mère n'a éprouvé d'autre accident que celui de l'asphyxie; à la vérité, les deux précédents moururent, quoique extraits de 1 à 2 min. plus tôt. C'est une anomalie que nous avons déja rencontrée dans les femelles ouvertes vivantes et dans celles expérimentées par hémorrhagie, et dont nous aurons à rechercher la cause.

Il restait à savoir si ces 4 lapins étaient susceptibles de vivre et de se développer; mais c'était encore dans l'hiver, et j'eus derechef le désagrément d'en voir périr deux au bout de 12 heures, pour avoir été trop chauffés; le 3ᵉ, qui l'avait été moins, ne mourut qu'au bout de 30 heures; enfin, le 4ᵉ, quoique demeuré seul, survécut 2 jours entiers; et j'ai lieu de croire que, s'il avait été accompagné de quelques autres qui l'eussent aidé à conserver sa chaleur, il aurait atteint l'époque ordinaire de 3 jours. Mais tel est l'embarras où l'on se trouve dans ces expériences, surtout pendant l'hiver, que les fœtus meurent de froid ou de chaud, suivant qu'on ne les réchauffe pas assez, notamment quand ils sont en petit nombre, ou qu'on les réchauffe un peu trop. Néanmoins il me paraît certain que si les aliments avaient été rendus à cette femelle à l'époque où elle fut asphyxiée, tous les fœtus se seraient rétablis, et elle les aurait faits vivants, mais seulement en retard du terme ordinaire, comme nous l'avons observé dans une des précédentes.

La plus longue abstinence qu'aient supportée toutes ces femelles a été de 8 jours, et la plus courte de 5. Les effets en ont été de faire périr, ou du moins d'affaiblir quelques-uns des fœtus, et d'accélérer l'accouchement; ou seulement de le retarder, si les aliments avaient été rendus assez à temps pour que la femelle pût se remettre avant qu'il se déclarât. On peut donc admettre 6 $\frac{1}{2}$ jours comme la durée moyenne de l'abstinence capable de produire les premiers de ces effets, et un peu moins pour le dernier. Il s'agit maintenant de savoir dans quel rapport se trouve cette durée de 6 $\frac{1}{2}$ jours avec celle de l'abstinence prolongée jusqu'à faire périr une femelle. Il est évident que cette détermination est le complément nécessaire des expériences précédentes, et qu'elle seule peut faire connaître à quel degré d'épuisement est réduite une lapine après 6 $\frac{1}{2}$ jours d'abstinence, en un mot, à quel terme elle est de la mort. J'ai donc séquestré une lapine au 19e jour de sa gestation ou environ (je l'avais achetée pleine), dans le dessein de la laisser à l'abstinence jusqu'à la mort. Elle accoucha au bout de 8 $\frac{1}{2}$ jours, environ 2 $\frac{1}{2}$ jours avant le terme ordinaire. Je ne trouvai que 4 petits, mais je présumai qu'elle avait mangé les autres; et pour m'en assurer, je lui en rendis un de ces 4 qu'elle mangea en effet. Ce n'est que bien rarement et peut-être seulement dans de pareilles circonstances que les lapins mangent leurs petits. Les cochons d'Inde, au contraire, mangent toujours ceux qui naissent morts ou qui meurent ensuite. Ces quatre lapins étaient morts quand je les vis : un seul paraissait avoir respiré; mais si les autres n'étaient pas nés vivants, ils n'avaient péri que très-peu de temps avant l'avortement. La mère fut laissée à l'abstinence, comme je l'avais projeté. Le 15ᵉ jour, elle était encore assez vigoureuse et assez leste pour franchir une cloison haute de 3 pieds qui servait à l'isoler; elle la franchit deux fois dans ce jour. Elle avait mangé, la première fois, quelques brins d'herbes qu'elle avait trouvés hors de son enclos. Cette circonstance, jointe à ce qu'elle avait dévoré quelques-uns de ses petits, me fit juger qu'elle ne pouvait plus remplir mon objet; en conséquence, les aliments lui furent rendus au commencement du 16ᵉ jour. Elle était alors d'une maigreur excessive, mais elle se remplit promptement; et ayant été mise au mâle au bout de 7 jours, elle demeura pleine de 11 petits, qu'elle porta au terme ordinaire de la gestation, et qui étaient forts et bien développés. La température avait été de 7 deg. pendant les 8 premiers jours de l'abstinence : elle monta jusqu'à 11 deg. les jours suivants.

Cette expérience m'indiquait que les lapins ne meurent qu'après une très-longue abstinence ; mais elle me fit comprendre en même temps que pour en déterminer la durée avec quelque précision, il était nécessaire d'y soumettre une femelle qui ne fût pas pleine. Celle que j'y mis dans cet état ne mourut que vers la fin du 22ᵉ jour dans un marasme si grand, que d'une main je pouvais embrasser son corps en entier par le ventre. La température fut d'environ 11 dég. jusqu'au 10ᵉ jour; de là jusqu'à la fin elle monta à 15 deg. La veille de sa mort, je voulus essayer ses forces en la faisant marcher ; elle se soutenait très-bien , et était même encore assez agile. Lorsqu'elle fut mise à l'abstinence, elle pesait 6 livres, 9 onces, 5 gros; elle ne pesait plus que 5 livres, 12 onces, 4 ½ gros trois jours après, et enfin que 3 livres, 1 once, 6 ½ gros au moment de sa mort : ainsi, elle ne mourut qu'après avoir perdu plus de la moitié de son poids. Pour ne pas trop m'écarter de mon sujet, je ne donnerai point ici les particularités que m'offrit l'ouverture de son cadavre.

Il résulte de cette expérience que l'abstinence, ou du moins la durée moyenne de 6 ½ jours , qui fait avorter les lapines et produit les autres effets que nous avons remarqués dans les précédentes, n'est pas le tiers de celle qui les ferait mourir. Il est indubitable que leur sang en est altéré dans ses qualités physiques et chimiques. Mais cette altération doit être très-peu considérable les 6 ou 7 premiers jours , en comparaison de ce qu'elle est au 22ᵉ, et on ne peut pas admettre qu'elle ne s'aggrave que dans le rapport des jours. Il est bien certain que des animaux comme les lapins, qui ont un estomac et surtout un cœcum fort amples, doivent souffrir bien moins de l'abstinence pendant les premiers jours que pendant les derniers. Il est donc très-vraisemblable que les différents degrés de plénitude où se trouvaient l'estomac et les intestins de mes lapines, au moment où je les mettais à l'abstinence, ont contribué à faire varier l'époque de leur avortement.

MÉMOIRE

SUR LE TEMPS QUE LES JEUNES ANIMAUX PEUVENT ÊTRE, SANS DANGER, PRIVÉS DE LA RESPIRATION, SOIT A L'ÉPOQUE DE L'ACCOUCHEMENT LORSQU'ILS N'ONT POINT ENCORE RESPIRÉ, SOIT A DIFFÉRENTS AGES APRÈS LEUR NAISSANCE.

SUITE DE LA PREMIÈRE PARTIE.

EXPÉRIENCES SUR LES LAPINS,

Πείρα θὴν πάντα τελεῖται.
Theocr., *Idyl.* 15, v. 62.

DEUXIÈME SECTION.

INTRODUCTION.

J'ai eu l'honneur de présenter l'an dernier à la Société la première section de ce Mémoire. L'objet que je m'y proposais était de déterminer combien de temps le fœtus peut se passer de respirer après avoir cessé de communiquer avec sa mère, soit que l'un et l'autre se portassent bien au moment

de cette cessation, soit que le fœtus ou la mère eût éprouvé
divers accidents. Dans les expériences auxquelles je me suis
livré pour décider cette question, j'ai eu deux choses en vue :
d'une part, l'observation exacte des phénomènes ; de l'autre,
l'examen des rapports qu'ils ont entre eux et avec les principales circonstances qui les accompagnent, ou, en d'autres termes,
la recherche de leurs causes. Or, quant à leurs causes, tous
les phénomènes que j'ai exposés dans la première section
peuvent être rangés en deux classes : les uns dépendent de la
communication de la mère avec le fœtus, et sont les effets
immédiats de ce que j'ai appelé l'*influence maternelle ;* les
autres n'appartiennent qu'au fœtus, et dérivent de son organisation. L'ordre et la clarté ne me permettaient pas de m'occuper des causes des uns et des autres dans la première section. Je ne considérais alors, et je ne devais considérer qu'un
moment dans la vie du fœtus, celui où il se détache de sa
mère. Ainsi, je ne pouvais apercevoir d'autres causes que
celles qu'indiquait le rapprochement des phénomènes observés
dans ce moment ; et toutes se rapportaient à l'influence maternelle et en constituaient la théorie. J'ai fait voir que cette
théorie se réduisait à cette idée bien simple, que le sang artériel de la mère passe immédiatement, et dans une proportion déterminée, dans la veine ombilicale du fœtus, et communique au sang de ce dernier toutes les qualités artérielles,
telles qu'il les recevrait d'une respiration non pas entière,
mais partielle ; que ce passage exige un certain degré de force
dans la circulation de la mère, et qu'il n'a lieu qu'imparfai-
tement, et même plus du tout, lorsque la circulation de la
matrice est affaiblie à un certain degré au-dessous duquel

17

les autres organes peuvent encore exercer leurs fonctions assez librement.

Dans cette théorie, qui n'est, si je ne me trompe, que l'expression exacte des faits, on voit clairement pourquoi l'asphyxie, la syncope, une forte hémorrhagie de la mère produisent instantanément l'asphyxie du fœtus ; pourquoi la compression du cordon ombilical et le décollement du placenta la déterminent de même ; pourquoi ni l'hémorrhagie de la mère, ni le décollement du placenta ne font perdre de sang au fœtus, du moins assez notablement pour le mettre en danger ; pourquoi l'asphyxie du fœtus, produite par une cause quelconque, admet une survie plus ou moins grande, selon qu'au moment où elle a commencé, sa mère respirait librement ou était elle-même asphyxiée. En un mot, on conçoit très-bien non-seulement l'effet de toute interruption immédiate dans la communication entre le fœtus et sa mère, mais encore comment tout changement survenu dans les qualités physiques ou chimiques du sang de celle-ci doit affecter le fœtus, et comment ces changements, suivant leur durée et leur intensité, peuvent le jeter dans une asphyxie passagère ou mortelle, occasioner un accouchement prématuré ou une naissance tardive.

J'ai montré qu'on peut en quelque sorte produire à volonté l'un ou l'autre de ces effets, en soumettant une femelle pleine à diverses épreuves. Mais, en traitant de l'abstinence, j'ai omis de faire mention d'un fait que je crois devoir rétablir ici, parce qu'en confirmant ce que je viens de dire, il montre en même temps l'effet que peut produire une simple modification survenue, non pas dans tout le système de la circulation de la mère, mais dans une partie seulement de ce

système. Nous avons vu que si l'on met une lapine à l'abstinence, environ 10 jours avant le terme de la gestation ,
et qu'on l'y laisse jusqu'à ce qu'elle avorte, l'avortement n'a
pas lieu avant la fin du 5ᵉ jour, et qu'il survient souvent
quelques jours plus tard, et en général à une époque dont
le terme moyen est d'environ 6 ½ jours. Mais il m'est arrivé
plusieurs fois qu'ayant rendu les aliments à des lapines à la
fin du 4ᵉ et même du 3ᵉ jour, espérant bien qu'elles n'avor-
teraient pas, et dans le dessein d'étudier les effets d'une abstinence modérée sur la durée de la gestation au-delà du
terme ordinaire, elles avortaient quelques heures après
avoir mangé, et à une époque où il paraît certain qu'elles
n'auraient pas avorté si l'abstinence eût été prolongée. Cet
accident m'embarrassa d'abord beaucoup. Comment se fai-
sait-il que les aliments, seuls capables de prévenir l'avortement dont une femelle est menacée dans le cas d'abstinence,
l'occasionassent au contraire, et même l'accélérassent ? Je
reconnus bientôt qu'il dépend en général de la qualité d'a-
liments que prend la femelle dans les premières heures. Assez
souvent une lapine, à qui on rend les aliments après plusieurs jours d'abstinence, mange peu le premier, et quelquefois les premiers jours ; dans ce cas, de même que dans
celui où on ne les lui rend qu'avec beaucoup de réserve,
l'avortement n'a pas lieu ; il ne survient que quand elle se
livre d'abord à son appétit, encore qu'elle mange réellement
moins qu'elle n'eût fait en pleine santé.

A ne considérer ici, parmi les effets de l'abstinence, que
la faiblesse qu'elle produit dans la circulation, il est clair
qu'au moment où l'on rend les aliments, la circulation générale de la femelle est déja plus ou moins affaiblie, sans

17.

l'être néanmoins assez pour causer l'avortement. Mais les organes gastriques, dont les vaisseaux sont si considérables, venant tout-à-coup à recouvrer leur fonction, la circulation y acquiert une grande activité, et ils s'approprient, si je puis m'exprimer ainsi, une grande partie du sang qu'ils partageaient auparavant avec les autres organes. Or on conçoit, d'après ce que j'ai dit ci-dessus, que les effets d'une pareille révulsion doivent particulièrement agir sur la communication de la mère avec le fœtus. C'est d'une manière entièrement analogue, qu'un bain chaud peut, dans certains cas, suivant les circonstances et la constitution de l'individu, produire l'avortement. Du reste, ces faits et beaucoup d'autres du même genre seront exposés avec plus de développement dans un Mémoire que je prépare sur la révulsion et la dérivation du sang. Je n'ai voulu qu'indiquer ici comment un affaiblissement purement local dans la circulation peut produire le même effet qu'un affaiblissement général. On voit bien que ce serait encore la même chose, si la circulation venait à éprouver quelque embarras dans le corps de la matrice, sans qu'il y eût d'ailleurs affaiblissement général ou révulsion; c'est ce qu'opère, entre autres, l'évacuation prématurée des eaux de l'amnios. Comme cette question appartient à la médecine légale, je demande la permission de m'y arrêter un instant.

Les gens de l'art sont peu d'accord sur la manière dont l'évacuation très-précoce des eaux détermine l'avortement. Les uns prétendent qu'elle jette le fœtus dans un état de gêne et de compression qui entrave et arrête bientôt l'exercice de ses fonctions; d'autres attribuent sa mort à l'action immédiate des instruments introduits dans la matrice. Ainsi, tout récemment, dans un procès criminel contre un officier de santé accusé d'avoir fait avorter des femmes, les médecins, appelés pour donner leur avis sur un de ces avortements, déclarèrent que le fœtus qui leur avait été présenté avait péri de mort violente, par l'action d'instruments dirigés contre lui; leur principale raison était que le tronc de ce fœtus offrait des ecchymoses et des meurtrissures. Je n'examine pas si ces apparences extérieures supposent toujours quelque violence immédiate, et si plusieurs causes ne peuvent pas les produire sur un fœtus mourant dans le sein de sa mère : je dirai seulement que les lésions énormes du cerveau et de la moelle épinière, auxquelles il peut survivre, ne me permettent pas d'admettre qu'une piqûre, une contusion que lui ferait un instrument introduit dans la matrice, fût suffisante pour le faire mourir. Il faut peut-être en excepter le cas où cet instrument aurait ouvert un gros vaisseau sanguin. La véritable cause de sa mort, et par suite de l'avortement, est l'interception de l'influence maternelle. On sait que dans les premiers mois de la gestation, époque où se commettent ordinairement ces actions criminelles, les eaux de l'amnios sont beaucoup plus abondantes en proportion qu'à une période plus avancée ; ce qui, joint à la petitesse du fœtus, permet à la matrice de revenir considérablement sur elle-même après leur évacuation ; et ce resserrement, que nous avons vu dans la première section faire passer promptement du rouge au brun la couleur de la veine ombilicale, et qu'on sait être d'ailleurs le plus puissant moyen d'arrêter les hémorrhagies utérines, détruit bientôt la communication de la mère au fœtus. Le seul fait à établir dans les procès de ce genre, et le seul qui constitue véritablement le crime, est l'évacuation des eaux. Les plaies, les contusions qu'on observerait à la surface du corps du fœtus, ne pourraient être considérées tout au plus que comme des indices des instruments et des procédés qui auraient été employés pour produire cette évacuation. Mais ce qu'il importe surtout d'observer, c'est que l'absence totale de ces marques extérieures ne prouverait point que ce n'est pas par de pareils procédés que l'avortement a eu lieu.

Il serait très-facile, mais superflu, de multiplier davantage les applications de la théorie de l'influence maternelle. Je crois l'avoir établie sur des expériences assez nombreuses et assez précises, et l'avoir exposée avec assez de développement pour qu'on y trouve, si je ne me trompe, les deux avantages qu'on cherche dans toute théorie physique, celui d'expliquer sans effort tous les faits observés, et celui de faire pressentir les résultats de ceux qui ne l'ont point encore été. Il ne me reste plus rien pour le moment à ajouter sur cette matière. Seulement je montrerai que les chiens et les chats sont soumis aux mêmes lois que les lapins, et que l'exception que les cochons d'Inde y semblent faire n'en est qu'une confirmation très-remarquable.

Je passe donc à cette autre classe de phénomènes que j'ai pareillement fait connaître dans la première section, mais dont je n'ai pu ni dû rechercher la théorie. Ce sont, comme je l'ai dit, tous ceux qui appartiennent proprement au fœtus, et sont indépendants de ses rapports avec sa mère. Ainsi nous avons vu qu'on peut le rappeler à la vie après une très-longue asphyxie; que pendant cette asphyxie il conserve long-temps sa sensibilité; qu'il supporte des lésions considérables du cerveau; qu'après lui avoir coupé la tête, on peut entretenir le tronc dans un état de vie apparente pendant plusieurs heures; qu'il survit long-temps à l'ouverture d'une grosse artère, telle que la carotide, et que quelquefois même il n'en meurt pas, etc. Quelle que soit la loi suivant laquelle ces phénomènes s'affaiblissent avec l'âge, il est certain qu'on ne les retrouve plus dans l'animal adulte, du moins avec la même intensité. Il y a, au contraire, des facultés qui, loin de diminuer par l'âge, acquièrent plus d'étendue. Nous avons vu, par exemple, qu'un lapin naissant ne peut supporter l'abstinence que pendant trois jours, tandis qu'un lapin adulte la supporte pendant trois semaines.

Ce serait la théorie de tous ces faits qu'il s'agirait maintenant d'exposer, et il est évident que cette théorie consisterait à montrer quelles sont, dans l'organisation du fœtus, les circonstances dont ils dépendent, et comment ils en dépendent. Mais, quelque difficile qu'il puisse être de distinguer ces circonstances et d'apprécier leur mode d'action, il le serait bien plus encore, et l'on peut même assurer qu'il serait impossible d'y parvenir, si, comme je l'ai fait dans la première section, on se bornait à étudier l'animal au moment de sa naissance. Puisque les phénomènes qu'il présente alors sont les résultats de son organisation, ils doivent changer à mesure que l'âge modifie cette dernière. La comparaison des changements correspondants survenus aux différents âges d'un animal dans les phénomènes et dans l'organisation, offre donc le véritable moyen d'étudier leurs rapports et leur dépendance réciproque. Or, en partant, pour les recherches, du moment de la naissance, il y a deux manières de procéder, l'une en remontant vers la conception, l'autre en s'avançant vers l'âge adulte; l'une et l'autre sont propres à fournir des éclaircissements, et présentent d'ailleurs ou des phénomènes curieux à observer, ou des questions de médecine légale importantes à résoudre. En suivant la première, on trouve la grande question de la viabilité du fœtus ; et la durée de la gestation étant connue pour une espèce, l'on a à déterminer à quelle époque de cette durée le fœtus est viable dans cette espèce, et quelles sont les circonstances d'où dépend sa viabilité. Si l'on continue ensuite d'étudier sa vitalité à des époques de plus en plus voisines de la conception, on arrive à entrevoir comment il se fait qu'après la fécondation l'embryon puisse rester isolé et sans communication avec sa mère, pendant un assez long intervalle de temps qu'il emploie à se détacher de l'ovaire, à parcourir les trompes de Fallope, et enfin à adhérer à la matrice ou à ses cornes, tandis qu'au terme de la gestation, il ne peut supporter cet isolement sans danger, que pendant un temps beaucoup plus court. Mais, quelque intérêt que puisse comporter cette matière, sur laquelle j'ai déja recueilli beaucoup de faits, je ne m'en occuperai point ici ; c'est au passage du fœtus à l'état adulte que cette 2ᵉ section sera uniquement consacrée. L'objet que je me propose maintenant est donc de remonter aux causes des phénomènes propres au fœtus, tels que nous les avons observés dans la 1ʳᵉ section, par l'examen des changements qu'ils subissent à mesure que l'animal avance vers l'âge adulte, et par la comparaison de ces changements avec ceux survenus dans son organisation. C'est assez dire que cette section, de même que la première, consistera principalement dans une suite d'expériences et d'observations ; et, par conséquent, quel que soit le résultat de mes recherches par rapport aux causes, j'aurai du moins fait connaître une série de faits importants ou curieux , et jeté quelque lumière sur certaines questions de médecine légale; car toute la physiologie du fœtus est féconde en questions de ce genre. Entre autres, nous en aurons une à examiner qui est prévue par notre code civil; c'est celle de savoir quel est, de plusieurs individus respectivement appelés à la succession l'un de l'autre, et morts dans un même événement, celui qui est présumé avoir péri le dernier, et conséquemment avoir transmis la succession des autres. Le code civil décide, art. 721, « que si les individus qui ont « péri ensemble avaient moins de 15 ans, le plus âgé sera « présumé avoir survécu. » Mais il est vraisemblable que le législateur a prononcé d'après les opinions et les théories reçues sur la vitalité aux différents âges, plutôt que d'après des faits suffisamment constatés; car il résulte bien clairement de ceux énoncés dans la 1re section, que cette décision n'est pas conforme à la nature, pour le moment de la naissance; nous verrons bientôt si elle l'est davantage pour les âges subséquents.

Conformément aux vues que je viens d'exposer, la 2e section sera divisée en 8 articles. J'y traiterai 1° de l'asphyxie, et de ses limites naturelles et artificielles, jusqu'à l'âge d'un mois et même au-delà; 2° de la lésion de la moelle épinière auprès et au-dessous de l'occiput; 3° de la compression du cerveau pratiquée sur différents points de sa surface et à différents degrés; 4° de la lésion de ce viscère par des instruments introduits dans son épaisseur; 5° de la section des nerfs de la 8e paire et grands sympathiques; 6° de l'hémorrhagie; 7° de l'abstinence; 8° des changements survenus graduellement dans l'organisation.

FRAGMENT

DU DEUXIÈME ARTICLE

SUR

LES LÉSIONS DE LA MOELLE ÉPINIÈRE AUPRÈS ET AU-DESSOUS
DE L'OCCIPUT.

Après avoir étudié les effets de ces lésions sur les lapins, suivant qu'elles ont été opérées à différents degrés, sans être toutefois assez considérables pour occasioner la mort subitement, supposons maintenant qu'elles soient capables de produire ce dernier effet. D'après ce qui précède, il faut pour cela que la moelle ait été divisée en totalité, ou pour le moins au-delà des trois quarts de son diamètre.

Nous avons vu dans la première section que si, par une cause quelconque, un fœtus naissant éprouve une semblable lésion, il perd, à la vérité, sur-le-champ et sans retour, la faculté de respirer, mais que les autres signes de vie ne s'évanouissent pas tout d'un coup, et que même on peut les rappeler un certain temps après qu'ils ont disparu, et les entretenir pendant un temps indéterminé, en soufflant de l'air dans les poumons. Or, en examinant les phénomènes qu'on observe alors, sous le point de vue que nous nous sommes proposé, de les comparer avec ceux qu'occasionent les autres accidents, nous trouvons d'abord que la destruction de la moelle à sa partie supérieure ne produit d'autre effet apparent qu'une asphyxie simple, mais complète et irrémédiable. C'est du moins ce qui paraît résulter, non seulement de ce qu'en substituant une respiration artificielle à la naturelle qui ne peut plus avoir lieu, on rappelle et on entretient la vie, mais encore de ce que tous les phénomènes qui succèdent à la section de la moelle sont les mêmes que ceux que nous avons observés dans l'asphyxie. Dans l'un et l'autre cas, l'animal s'agite d'abord pendant environ 2 min. Ces agitations se terminent ordinairement par une petite roideur comme tétanique de tout le corps, qui ne dure qu'un instant, et à laquelle succède une grande flaccidité. Lorsque cette flaccidité existe, l'animal ne se meut plus de lui-même que très-rarement, mais il continue d'être sensible et de s'agiter chaque fois qu'on le pince ou qu'on le pique. Enfin, cette sensibilité s'éteint peu à peu, en premier lieu dans les parties antérieures, et en dernier dans les postérieures, et surtout dans la queue près de l'anus, vers la 14e minute, quelquefois un peu plus tôt, d'autres fois un peu plus tard.

Dans l'un et l'autre cas aussi, le rhythme du pouls est à peu près le même. Lorsque l'animal était en pleine santé, les battements de son cœur étaient si fréquents qu'il n'était pas possible de les compter; mais quand il a subi l'une ou l'autre des épreuves dont nous parlons, leur fréquence diminue considérablement, et bientôt ils deviennent réguliers, au nombre moyen de 60 par min. Ils conservent ce rhythme pendant un temps qui excède souvent 36 min., et durant la plus grande partie duquel ils demeurent distincts au travers des parois de la poitrine. Pour l'ordinaire, au moment où ils vont cesser de l'être, ils prennent une accélération très-marquée et plus ou moins irrégulière.

En un mot, ces deux états ne présentent qu'une seule différence, mais elle est caractéristique : c'est que, dans l'asphyxie, l'animal fait par intervalles des efforts pour respirer, lesquels durent presque toujours plus long-temps que la sensibilité, mais qui s'arrêtent avant que les battemens du cœur cessent d'être distincts; tandis qu'après la section de la moelle épinière, il existe bien à la vérité des bâillemens, pareils à ceux qui accompagnent constamment les efforts d'inspiration, mais qui se font à vide, si je puis m'exprimer ainsi, et ne sont secondés par aucun mouvement de la poitrine ni de l'abdomen. Du reste, ces bâillemens se répètent à peu près aux mêmes intervalles, et durent le même temps que les efforts d'inspiration dans le cas d'asphyxie.

Il s'agissait donc de savoir si ce rapport, cette similitude qu'on observe au moment de la naissance entre les phénomènes de ces deux états, restent les mêmes aux différens âges de l'animal. Pour m'en éclaircir, j'ai opéré la section de la moelle épinière sur des lapins, presque jour par jour, jusqu'à l'âge d'un mois, et je l'ai répétée plusieurs fois sur des lapins de même âge. Il serait trop long de rapporter ici toutes mes expériences. J'en réserve tous les détails pour des tableaux que je placerai à la fin de ce Mémoire, et dans lesquels on pourra saisir d'un coup d'œil les variations qu'ont éprouvées à tel ou tel âge les phénomènes propres au fœtus, et les changemens survenus en même temps dans son organisation. Je n'en retracerai ici que les principaux résultats.

J'observe d'abord que les phénomènes qui se manifestent

et se succèdent après la section de la moelle épinière, sont
à peu près les mêmes à tous les âges, et tels que je viens
de les décrire pour le moment de la naissance. Ils ne diffè-
rent qu'en durée. Ainsi, l'animal commence par s'agiter plus
ou moins fortement, pendant un temps qui n'excède guère
2 min., lors même qu'il est très-jeune, qui est au moins d'une
minute quand il a un mois, et pendant lequel il arrive souvent qu'il rend ses excréments. Il demeure ensuite dans un
état de flaccidité et de repos dont on ne le fait sortir qu'en
le pinçant. Peu à peu la sensibilité s'éteint dans les parties
antérieures, puis enfin dans les postérieures. Cette extinction
totale de la sensibilité arrive à peu près aux époques suivantes, à dater de la section de la moelle.

Dans un lapin nouvellement né..... à 15 minutes.

    A l'âge de 5 jours............ à 9

    A l'âge de 10 jours............ à 6

    A l'âge de 15 jours............ à 4

    A l'âge de 20 jours............ à 3

    A l'âge de 25 jours............ à 2 $\frac{1}{2}$

    A l'âge de 30 jours............ à 2

Ces époques admettent une latitude qui peut aller à 3 ou
4 minutes en plus et en moins dans les premiers temps de
la naissance, mais qui est à peine d'une demi-minute à l'âge
de 30 jours.

La durée des bâillements se raccourcit pareillement avec
l'âge, et à peu près encore dans le même rapport que la
sensibilité.

Enfin, lorsque les bâillements, les mouvements, la sensibilité, en un mot tous les phénomènes de la vie, ont disparu, on peut les rappeler à tous les âges en soufflant de l'air dans les poumons. J'ai dit tous les phénomènes de la vie, il faut pourtant en excepter les battements du cœur : ils subsistent d'autant moins long-temps que l'animal est plus âgé, mais ils subsistent toujours les derniers ; et si l'on attendait pour commencer l'insufflation qu'ils ne fussent plus distincts au travers des parois de la poitrine, il arriverait fréquemment qu'on ne réussirait pas ; et assez souvent même on ne réussit pas, malgré qu'ils le soient encore assez bien quand on l'a commencée. Il faut prendre garde que je ne parle ici que des lapins dans lesquels la poitrine aplatie sur les côtés rend la perception de ces mouvements assez facile dans le plus grand nombre des cas. Dans un animal dont la poitrine serait autrement conformée, on pourrait ne pas les sentir ; mais il faut toujours qu'ils existent, et même qu'ils conservent une certaine force pour que l'insufflation puisse être tentée avec succès. Du reste, pendant la première semaine de la naissance, et même au-delà, ils gardent sensiblement le même rhythme que dans l'animal nouvellement né ; mais après la deuxième semaine, ils sont en général moins réguliers et plus fréquents. Leur nombre moyen est au moins de 80 par minute, c'est-à-dire que leur fréquence est alors inverse à différents âges de celle qui a lieu dans l'état de santé ; car dans l'état naturel, elle est moins grande à mesure que l'animal est plus âgé : c'est une circonstance digne d'attention et sur laquelle je reviendrai par la suite.

Si l'insufflation est pratiquée à une époque convenable, les phénomènes reparaissent dans un ordre inverse de celui suivant lequel ils se sont évanouis, de sorte que ceux qui ont

subsisté les derniers sont les premiers qui se manifestent.
Ainsi, le premier indice qu'on ait du succès de l'insufflation
est une augmentation de force et presque aussitôt de fréquence dans les battements du cœur. Si les carotides sont
découvertes, on les voit bientôt passer du noir au rouge. La
transparence de ces vaisseaux dans un jeune animal rend ce
changement très-facile et très-agréable à observer. Peu après,
les bâillements surviennent; la sensibilité se ranime ensuite,
d'abord dans les parties postérieures du corps, puis dans les
antérieures. Les yeux eux-mêmes, dont elle disparaît toujours en moins d'une minute après la section de la moelle,
la recouvrent à la longue, et l'animal ferme les paupières
chaque fois qu'on en approche un corps étranger.

Excepté les battements du cœur, dont les changements
sont toujours très-prompts, le retour des autres phénomènes
est d'autant plus tardif que le moment où l'on a commencé
l'insufflation est plus voisin de celui où elle serait sans succès.
Par exemple, si dans un animal d'un certain âge le succès
en est très-douteux 10 min. après la section de la moelle,
et qu'on ne la commence qu'à cette époque, en supposant
qu'elle réussisse, les bâillements ne reparaîtront peut-être
qu'au bout de 3 ou 4 minutes, et la sensibilité des extrémités
postérieures qu'au bout de 7 ou 8; tandis que les bâillements
auraient à peine tardé une demi-minute, et la sensibilité
une minute, si l'insufflation eût été commencée à 6 ou 7
minutes. C'est une circonstance qu'il était facile de prévoir;
mais il était important de la noter, parce qu'elle aide beaucoup à déterminer la limite du succès de l'insufflation à
différents âges, limite qu'il est assez difficile d'assigner avec
quelque précision. Il faut ajouter ici aux raisons que j'ai

données précédemment de cette difficulté, l'hémorrhagie des artères vertébrales. C'est afin d'éviter cette hémorrhagie, que je préfère une aiguille au scalpel pour la section de la moelle ; mais on ne l'évite pas toujours, même avec l'aiguille. Quoi qu'il en soit, je crois pouvoir, sans beaucoup d'erreur, fixer comme il suit les époques où l'insufflation cesse d'être efficace, en me bornant à les indiquer de 5 en 5 jours, comme j'ai fait pour l'extinction de la sensibilité.

Le premier jour de la naissance, la limite approximative du succès de l'insufflation est............... à 3o minutes, à dater de la section de la moelle.

Le 5ᵉ jour, elle est ....,..... à 17
Le 10ᵉ.. à 10
Le 15ᵉ .... à 7
Le 20ᵉ .... à 6
Le 25ᵉ .... à 5½
Le 3oᵉ .... à 5

Enfin, j'ai réussi une fois à 4 min., sur un grand lapin de 61 jours.

Je ne puis pas dire combien de temps les phénomènes qu'on a ranimés par ce moyen peuvent être entretenus. Ils ne peuvent l'être qu'en continuant l'insufflation, ou qu'en ne l'interrompant que pendant certaines pauses ; et la fatigue ou d'autres affaires m'ont presque toujours forcé de l'abandonner avant qu'ils eussent disparu : ils étaient encore bien prononcés au bout de 3 heures dans un lapin de 2 jours, et au bout de 45 minutes dans un de 3o jours. Il est très-vraisemblable qu'ils sont susceptibles d'une durée moins longue, à mesure que l'animal est plus vieux; mais je n'ai jamais continué l'insufflation long-temps sur les grands lapins, parce qu'exigeant plus de force et ne permettant que de courtes pauses, elle fatigue plus promptement. Il arrive assez souvent qu'elle devient inefficace après plusieurs minutes d'un succès complet; mais c'est un accident qu'il ne faut pas confondre avec la cessation naturelle des phénomènes. Presque toujours on en peut distinguer la cause. La plus fréquente est l'extravasation de l'air dans les cavités de la poitrine et même de l'abdomen, et surtout dans les vaisseaux sanguins. Toutes les fois que la sensibilité s'éteint tout d'un coup sans cause apparente, on peut affirmer d'avance qu'il est passé de l'air dans les vaisseaux. Je ne parlerai point ici de cet accident, parce que j'en ai traité fort au long à l'article de l'asphyxie.

Maintenant, si l'on compare les faits que je viens d'exposer, avec ceux qu'on observe dans l'asphyxie aux mêmes âges, on est frappé de leur ressemblance. Les principales différences qu'on y remarque sont dans les débats qui ont lieu au commencement, et dans les époques où l'insufflation cesse d'être efficace. Les débats sont un peu plus forts, et ont un caractère plus convulsif après la section de la moelle que dans l'asphyxie, et la limite du succès de l'insufflation est en général plus reculée dans le premier cas que dans le second. Ainsi, nous venons de voir qu'après la section de la moelle, elle est à 3o min. le premier jour de la naissance, et à 6 min. le 20e jour; tandis que, dans l'asphyxie par submersion, elle est à 26 min. le premier jour, et à 5 min. le 20e. Il est en apparence assez singulier que la différence soit en faveur du cas le plus éminemment mortel.

Une autre circonstance particulière à la section de la moelle, c'est que, quand l'insufflation réussit bien, si on l'interrompt au moment où la sensibilité et les mouvements sont très-prononcés, ces phénomènes disparaissent moins vite qu'ils n'avaient fait d'abord après la section de la moelle, et on peut les ranimer en recommençant l'insufflation plus tard que la première fois. Ainsi je les ai ranimés le premier jour de la naissance, en reprenant l'insufflation 45 min. après l'avoir interrompue. Nous verrons par la suite à quoi tiennent ces différences.

Dans cette comparaison de la section de la moelle épinière avec l'asphyxie, je ne prétends pas établir une vérité entièrement nouvelle. Les expériences de Hunter et de Cruishank l'avaient fait entrevoir. Mais l'opinion qu'on pouvait se former à cet égard n'offrait que des idées très-vagues, parce que les faits sur lesquels elle reposait étaient insuffisants pour lui donner de la précision. Ces faits n'avaient été vus que dans les animaux adultes: la mort survient si promptement dans ces animaux, les phénomènes qui la précèdent se succèdent et disparaissent si vite, qu'il est fort difficile d'en bien saisir la marche; tandis que dans les très-jeunes animaux, ces phénomènes étant d'ailleurs les mêmes et quant à l'espèce et quant à la succession, mais ayant une intensité et une durée bien plus grandes, on a l'avantage de pouvoir les observer et les analyser en quelque sorte à loisir; avantage dont personne jusqu'ici n'avait songé à profiter, parce que personne ne paraissait l'avoir soupçonné. Aussi était-ce parce qu'on avait cru observer qu'après la section de la moelle, l'abolition de la sensibilité et des mouvements était aussi subite que celle de la respiration, qu'on regardait la destruction de la vie animale dans le tronc comme l'effet immédiat de cette section; et l'insufflation pulmonaire sur des animaux réduits à cet état n'avait été tentée que pour montrer la possibilité de ranimer et d'entretenir par ce moyen les battements du cœur, même dans les cas où l'on regardait les fonctions du système nerveux comme anéanties et sans influence sur cet organe. En un mot, la comparaison que l'on avait faite de la section de la moelle à la partie supérieure avec l'asphyxie ne s'entendait que des mouvements du cœur, et l'on voulait dire seulement que ces mouvements ne s'arrêtaient pas à cause de la section de la moelle, mais à cause de l'anéantissement de la respiration qu'elle produit. Il était en effet bien difficile qu'on vît rien autre chose sur les animaux adultes, sans être guidé par des expériences préliminaires sur d'autres plus jeunes, et entre autres il était presque impossible qu'on s'y prît à temps et avec les précautions nécessaires pour rappeler le sentiment et le mouvement par l'insufflation.

C'était cette même opinion que toute la portion du système nerveux inférieure à la section de la moelle demeurait subitement sans action, qui servait à expliquer pourquoi la mort arrive plus ou moins promptement, suivant le lieu où la section a été faite. On sait que quand la moelle a été coupée entre l'occiput et l'origine des nerfs diaphragmatiques, la mort est subite; mais que quand elle l'a été au-dessous de l'origine de ces nerfs, l'animal peut survivre un certain temps. La raison en est, disait-on, que la section de la moelle, paralysant tout d'un coup tous les muscles dont les nerfs naissent au-dessous de cette section, ceux d'où dépendent les phénomènes mécaniques de la respiration doi-

vent partager et partagent cette paralysie dans le premier
cas, tandis que dans le second, les nerfs diaphragmatiques
communiquant encore avec le cerveau, le diaphragme
peut entretenir la respiration. On voit assez, d'après ce qui
précède, que cette explication n'est pas entièrement vraie.
Il est bien certain que la section de la moelle épinière au-
dessus des nerfs diaphragmatiques anéantit sur-le-champ
les mouvements de la respiration; mais ce n'est que consécutivement, et précisément parce que la respiration a cessé,
que les autres mouvements disparaissent. Or, si l'on recourt
à temps à l'insufflation pulmonaire, on pourra ranimer les
mouvements et la sensibilité; mais, quelque vive que devienne
celle-ci, quelque prononcés que soient les mouvements de
toutes les parties du corps, l'animal ne fera jamais aucune
inspiration spontanée. L'explication que je viens de rapporter devient donc elle-même par cette expérience une très-
grande difficulté, et il s'agit d'expliquer pourquoi tous les
nerfs qui président aux mouvements de la respiration, naissant ou paraissant naître de la moelle au-dessous de la section,
de même que ceux qui donnent le sentiment et le mouvement à toutes les parties du tronc, ceux-ci conservent ou
peuvent conserver leur action, tandis que les premiers perdent entièrement la leur.

La première question qui se présente quand on examine
cette difficulté, est de savoir d'où les nerfs qui naissent de
la moelle épinière tirent le principe de leur action. Il ne peut
guère y avoir que trois opinions à cet égard. Ils le tirent du
cerveau par la moelle épinière, considérée comme n'étant
que le faisceau des nerfs du tronc; ou bien de cette moelle
elle-même, organisée pour produire cet effet; ou bien enfin

ils le tirent d'eux-mêmes au moyen d'une faculté sécrétoire distribuée dans toute l'étendue de leur trajet, et propre à leur fournir partout le fluide ou l'agent de leur fonction. La première de ces opinions est la plus généralement reçue. Ce n'est que dans ces derniers temps qu'il s'est élevé des doutes sur son exactitude ; encore ces doutes ne reposent-ils que sur l'inspection anatomique qui, dans cette matière, n'éclaire presque pas sur la fonction, et sur des faits puisés dans l'anatomie comparée, mais à des degrés si distants dans l'échelle des êtres, qu'on osait à peine en faire l'application aux animaux à sang chaud. (M. Cuvier, Rapport à l'Institut sur le Mémoire de Gall, pag. 11 , dernier alinéa.)

On trouvera, si je ne me trompe, dans les expériences rapportées ci-dessus, des preuves directes que cette opinion est absolument inadmissible. Il restait à décider laquelle des deux autres est la véritable ; car c'était encore une chose indécise dans l'état actuel de la science. Tout ce qu'avaient pu faire les observations anatomiques les plus récentes, et un nouvel examen des expériences très-connues sur les animaux des classes inférieures, avait été, en jetant des doutes sur la première opinion, de ramener beaucoup de physiologistes à considérer le système nerveux comme un réseau dont toutes les portions participent, jusqu'à un certain point, et surtout selon leur volume, à l'organisation et aux fonctions de l'ensemble. (*Ibid.*, p. 12.)

En cherchant par quelles expériences je pourrais éclaircir cette question, il me sembla que, si après avoir détruit la moelle épinière dans toute son étendue, la sensibilité n'en subsistait pas moins le temps ordinaire ; et si on la ranimait après son extinction par l'insufflation pulmonaire, il serait suffisamment prouvé que le principe d'action des nerfs du tronc ne réside point dans la moelle, mais bien dans ces nerfs eux-mêmes, et qu'au contraire il y réside si sa destruction anéantissait subitement la sensibilité. J'ai donc introduit un stilet dans le canal vertébral de plusieurs lapins de différents âges, depuis la nuque jusqu'à la queue, et je l'ai enfoncé et retiré à plusieurs reprises pour bien détruire la moelle. Ces animaux se sont fortement agités et d'une manière convulsive au moment de l'introduction du stilet ; mais ces agitations n'ont duré qu'un instant, après quoi ils sont demeurés dans un état de flaccidité et d'insensibilité complet, et dont n'a jamais pu les faire sortir l'insufflation, à quelque époque qu'elle ait été commencée, et quelque temps qu'elle ait été continuée. Cet état de flaccidité est très-remarquable quand on le compare à la tension et à la fermeté qu'avaient les parties un instant auparavant, et il n'y a que la destruction de la moelle épinière qui puisse l'occasioner d'une manière aussi subite. J'ai répété la même expérience sur des animaux dont j'avais d'abord coupé la moelle, puis ranimé la sensibilité par l'insufflation. Quelque vive qu'elle fût au moment de l'introduction du stilet, elle a toujours disparu instantanément et sans retour. Dans tous ces cas, les battements du cœur ont continué, et la tête est la seule partie où il ait subsisté des signes de vie ; ils étaient marqués par des bâillements et des mouvements des paupières.

C'est donc incontestablement dans la moelle épinière que réside le principe de tous les phénomènes qu'on remarque dans le tronc après sa section. Mais il est évident, en même

(151)

temps, que ce principe ne conserve son action qu'à l'aide de
la respiration, et qu'il la perd d'autant plus promptement,
après qu'elle a cessé, que l'animal est plus âgé. On conçoit
facilement comment la respiration produit cet effet; c'est
uniquement par son influence sur la circulation, c'est-à-dire
sur les qualités chimiques du sang et sur la force avec laquelle
il est mû. Une chose aussi claire avait à peine besoin d'être
vérifiée; néanmoins j'ai voulu la soumettre à l'expérience.
J'ai plusieurs fois lié l'aorte pectorale un peu au-dessus du
diaphragme dans des lapins âgés de 10 à 15 jours. Pour
réussir dans cette expérience, il faut y apporter quelques
précautions. La principale consiste à ne couper les côtes et
à n'enlever le sternum que quand la circulation est notablement ralentie; autrement les artères intercostales, et surtout
les mammaires internes, fourniraient une si grande quantité
de sang, que l'animal pourrait bien n'y pas survivre. Il est
donc à propos de commencer par l'asphyxier, soit en coupant
la moelle près l'occiput, soit en lui comprimant la trachée,
ou autrement, et de n'ouvrir la poitrine que quand la sensibilité est sur le point de s'éteindre. Aussitôt que l'aorte est
découverte, on passe un fil dessous, puis on souffle de l'air
dans les poumons; et quand la sensibilité et les mouvements
sont bien prononcés, on fait la ligature, et on recommence
l'insufflation aussitôt après. Dans tous les cas, soit que la
moelle eût été coupée d'abord, soit qu'elle ne l'eût point été,
je les ai toujours vus disparaître très-promptement dans les
parties postérieures à la ligature, et même plus promptement
qu'ils n'eussent fait par la cessation de l'insufflation. Ils
étaient aussi un peu affaiblis dans les parties antérieures,
mais ils continuaient de subsister.

Voulant m'assurer si les nerfs n'avaient pas par eux-mêmes quelque part directe à la production des phénomènes, et si on n'y occasionerait pas quelque changement en interceptant la circulation dans leur substance pendant qu'elle demeurerait bien libre dans la moelle épinière, j'ai lié l'artère fémorale à sa sortie du ventre. Les mouvements du membre sont demeurés les mêmes; la sensibilité a peut-être été un peu affaiblie, mais la différence avec l'autre membre était légère. Soupçonnant que la ligature de l'artère fémorale, quoique faite le plus haut possible, n'interceptait pas complétement la circulation dans la cuisse, j'ai voulu savoir ce que produirait la ligature de l'aorte abdominale. J'ai lié cette artère, dans un lapin de 8 jours, au niveau du bord postérieur du rein gauche; les mouvements et la sensibilité des cuisses et de la queue ont entièrement disparu au bout de 12 min.; le reste du corps était encore bien vivant au bout de trois quarts d'heure, lorsque je tuai l'animal. Dans un autre lapin de la même portée, dont j'avais lié le même jour l'aorte pectorale, les mouvements et la sensibilité des parties postérieures avaient disparu au bout de 6 min. : ainsi ils ont duré plus long-temps dans le premier cas que dans le second. Mais, outre qu'il ne serait pas difficile d'assigner les raisons de cette différence, j'observerai que la moelle épinière s'étend dans les lapins jusqu'auprès de la queue, et que le lieu où l'aorte abdominale avait été liée, était supérieur à l'origine des nerfs de la cuisse, et correspondait à celui où la moelle a le plus de volume. Je pense donc que, même dans cette expérience, c'est l'interception de la circulation dans la moelle épinière, plutôt que dans la cuisse, qui a anéanti la sensibilité.

Il résulte de tous ces faits que, par rapport au mouvement
et au sentiment, les nerfs sont plutôt conducteurs qu'agents,
et que, pour ceux du tronc, le principe de leur action réside
bien réellement dans la moelle épinière, mais qu'il n'y réside
qu'autant qu'elle reçoit un sang pur avec un certaine force,
et doué des qualités artérielles.

Mais si tous les nerfs qui naissent de la moelle épinière,
tirent d'elle le principe de leur action, comment se fait-il que
tous ceux de la respiration perdent la leur par une section
faite au-dessus de leur origine? Nous voilà donc encore
ramenés à la difficulté dont je parlais tout à l'heure, difficulté
que tous les éclaircissements dans lesquels je viens d'entrer
n'ont fait que rendre plus saillante. Dira-t-on que la section,
sans détruire les fonctions de la moelle, les affaiblit, et que
les nerfs d'où dépend la respiration exigent dans ces fonctions plus d'énergie que les autres? Cette explication suppo-
serait absolument le contraire de ce qui a lieu constamment;
car, dans l'asphyxie, par exemple, les efforts d'inspiration
subsistent après que la sensibilité et les mouvements ont
disparu; et quand on rappelle l'animal à la vie, ce sont encore
les efforts d'inspiration qui les précèdent, et souvent d'un
assez grand nombre de minutes.

Il est hors de doute que, quelle que soit l'origine des nerfs
de la respiration, le premier mobile de cette fonction est
dans l'encéphale. S'il en fallait de nouvelles preuves, les bâillements que j'ai dit avoir lieu après la section de la moelle
épinière, nous en fourniraient une qui me paraît sans réplique.
En effet, ces bâillements dépendent bien certainement du
même mobile que les inspirations spontanées; ils sont les

restes, et en quelque sorte les vestiges de ces inspirations, et, dans l'asphyxie, ils sont en parfaite harmonie avec les mouvements du thorax, et ont lieu simultanément. Si donc la section de la moelle anéantit subitement toute la partie des phénomènes de la respiration qui se passe au-dessous de la section, et laisse subsister celle qui se passe au-dessus, c'est évidemment parce que leur mobile commun réside au-dessus de lui-même, c'est-à-dire dans le cerveau, puisque dans tout cet article nous supposons la section faite près de l'occiput. Une expérience vient à l'appui de ce raisonnement. Si, lors même que les bâillements ont fini depuis quelque temps, on touche le moignon de la moelle qui tient à la tête, on en produit un; ce qu'on peut répéter plusieurs fois. Mais si, au lieu de toucher simplement, on introduit une aiguille par le trou occipital, à quelque époque que ce soit, et qu'on brouille bien le cerveau, les bâillements cessent à l'instant et ne reprennent plus, quelque succès que puisse avoir d'ailleurs l'insufflation pulmonaire. Nous verrons aussi, dans l'article suivant, que quand le cerveau est comprimé assez fortement pour que les mouvements du thorax soient anéantis sur-le-champ, les bâillements eux-mêmes le sont aussi. Dans ce cas, où la moelle épinière n'a reçu aucun dommage, les phénomènes de la respiration ne disparaissent que parce que leur mobile commun a été détruit dans l'encéphale; les bâillements doivent donc cesser en même temps que les autres mouvements, et c'est en effet ce qui arrive.

Il était suffisamment clair que ce mobile ne conserve lui-même et ne recouvre sa faculté qu'autant que la circulation du sang se maintient ou est rappelée à un certain degré, que seulement ce degré est notablement inférieur à celui qu'exigent le mouvement et la sensibilité (1). Néanmoins j'ai lié les deux carotides, prévoyant bien que les artères vertébrales, suppléant en grande partie à ces vaisseaux, surtout par rapport au mobile en question, qui n'exige pas une circulation fort active, l'effet ne serait ni aussi prononcé, ni aussi prompt qu'après la ligature de l'aorte. Voici quel en a été le résultat: quand la moelle n'avait pas été coupée, la respiration n'en était que médiocrement affectée; quand elle l'avait été, dans certains cas les bâillements ne tardaient pas à s'arrêter, et ne revenaient plus, malgré que j'eusse recours à l'insufflation; dans d'autres, ils continuaient comme auparavant, seulement ils étaient plus faibles et plus rares: différences qui m'ont semblé dépendre du lieu où la moelle avait été coupée, et de la lésion ou de l'intégrité des artères vertébrales.

Puisque la première cause, le premier mobile de la respiration réside dans l'encéphale, on peut demander quel est son siége dans ce viscère. Mais ce n'est pas ici le moment de

---

(1) Les diverses parties du corps exigent dans la circulation un degré de force très-différent pour le maintien de leurs fonctions. Les yeux perdent leur sensibilité et leurs mouvements en moins d'une minute, et ne la recouvrent que très-tard. Nous avons vu que les oreilles perdaient la leur plus tôt que les extrémités postérieures. Je puis ajouter que quelquefois elles la perdent très-promptement, et ne la recouvrent plus, quoi qu'on fasse. Cette bizarrerie apparente m'a entraîné dans des recherches assez multipliées, dont le résultat est qu'il n'y a aucun rapport d'existence entre les bâillements, la sensibilité des yeux et celle des oreilles, et que par conséquent les trois choses ne dérivent pas du même principe ou de la même cause. Mais la nécessité de me renfermer dans les bornes d'une lecture, m'oblige de supprimer ici tous ces détails.

20.

traiter cette question. Quel que soit le lieu qu'il occupe, il est certain que ce lieu est véritablement le siége, je ne dirai pas de l'ame, pour ne pas me servir d'une expression mal définie, mais de la vie dans tous les animaux à sang chaud, après leur naissance. Aussi long-temps qu'il demeure intact, que ses communications avec la poitrine sont libres, et que le cœur peut lui envoyer un peu de sang artériel, la vie subsiste, quels que soient le trouble et le dérangement qui puissent exister dans toutes les autres fonctions. Qu'une balle, qu'un coup d'épée traversent le cerveau, qu'un épanchement de sang dans une attaque d'apoplexie y occasione un délabrement considérable, si le lieu dont je parle n'en est point affecté immédiatement, la vie n'en subsistera pas moins à travers tous les symptômes qui pourront survenir, et elle ne cessera qu'au moment où la maladie du cerveau s'étendra consécutivement jusqu'à ce lieu.

Mais ce à quoi il faut bien prendre garde, c'est que ce lieu n'est le siége de la vie dans les animaux, que parce qu'ils n'ont aucune autre faculté, aucun autre organe qui puisse suppléer à celui-là pour l'entretien de leur respiration ; en sorte qu'ils pourraient vivre même après sa destruction, et par conséquent après celle de la tête, à l'aide d'une respiration artificielle, de même que dans le sein de leur mère, ils peuvent vivre sans tête à l'aide de la respiration supplémentaire qu'elle leur fournit. S'il restait quelque doute à cet égard, si l'on objectait que les phénomènes qui subsistent après la section de la moelle épinière, peuvent dépendre en grande partie des nerfs, des vaisseaux, qui font encore communiquer la tête avec le tronc, je pourrais dire qu'ils subsistent de même après la ligature des vaisseaux et la

section des nerfs ; mais la meilleure réponse est de montrer
qu'ils subsistent même après la décapitation totale.

J'aurais ici à rapporter mes expériences sur les lapins
décapités à différents âges ; mais la crainte d'avoir abusé déja
trop long-temps des moments de la Société, m'oblige de les
supprimer. Je me bornerai à dire qu'en général toutes les
circonstances en sont les mêmes dans le tronc qu'après la
simple section de la moelle, et que les différences qu'on y
observe ne dépendent que de l'hémorrhagie qui accompagne
toujours la décapitation ; en sorte que ces différences sont
plus petites à mesure qu'on prend plus de précautions pour
diminuer l'hémorrhagie. La principale de ces différences est
dans les limites du succès de l'insufflation pulmonaire. Ces
limites suivent le même rapport de décroissement avec l'âge
qu'après la section de la moelle ; seulement elles deviennent
plus courtes quand l'animal est un peu âgé, car c'est surtout l'âge qui rend les effets de l'hémorrhagie très-marqués.
J'ai rappelé la sensibilité dans des lapins le premier jour
de leur naissance, 28 min. après leur avoir coupé la tête,
sans avoir lié aucun vaisseau. A l'âge de 25 jours, on a beaucoup de peine à la rappeler à 5 min., et souvent même on
n'y parvient pas à 4 min., quoi qu'on fasse pour diminuer
l'hémorrhagie.

Il résulte de ce que j'ai exposé dans ce fragment :

Qu'abstraction faite de l'hémorrhagie, la section de la
moelle épinière produit absolument les mêmes effets que la
décapitation totale ; que ces effets sont semblables dans le
fœtus et dans l'adulte, et qu'ils ne varient aux différents
âges qu'en durée et en intensité ;

Qu'elles ne détruisent point immédiatement, comme on

le pensait, la vie animale dans le tronc, mais qu'elles abolissent instantanément tous les mouvements de la respiration;

Que les phénomènes qui en résultent sont ceux de l'asphyxie; que ces phénomènes suivent la même marche, et que l'âge les fait diminuer en durée et en intensité, suivant la même loi que ceux de l'asphyxie par submersion;

Que c'est cette asphyxie seule qui amène la cessation du mouvement, du sentiment, et la mort;

Que l'insufflation pulmonaire retarde cet effet, comme elle rappelle la vie dans l'asphyxie par submersion, et que les limites de son efficacité diminuent avec l'âge suivant le même rapport dans les deux cas;

Que la moelle épinière recèle en elle-même le principe d'action de son système nerveux, mais que les nerfs d'où dépendent les phénomènes mécaniques de la respiration n'en dérivent pas le leur;

Que l'organe où réside le premier mobile de la respiration est exclusivement à tout autre le siége de la vie;

Que si ce premier mobile résidait dans la moelle épinière, les animaux survivraient plus ou moins long-temps à la destruction de la tête, et ne périraient, dans beaucoup de cas, que d'inanition;

Que c'est vraisemblablement parce qu'il y réside dans certains reptiles, qu'ils survivent plusieurs mois à la décapitation; mais que la nature a prévenu les angoisses d'une situation aussi effroyable dans les animaux à sang chaud, en le plaçant dans l'encéphale (1);

Qu'au moment de la décapitation, le sentiment du moi se

---

(1) Si dans le lapin il était situé seulement trois ou quatre lignes plus bas qu'il n'est, cet animal pourrait vivre sans tête.

partage réellement entre le tronc et la tête, et d'autant mieux dans celle-ci, qu'elle a été coupée plus près des épaules; qu'on peut le conserver dans le tronc par l'insufflation pulmonaire, et qu'on le conserverait de même dans la tête, s'il était possible, par une sorte de transfusion, ou autrement, d'y entretenir la circulation;

Que demander pourquoi les signes de la vie se conservent plus long-temps après la section de la moelle et la décapitation dans l'animal naissant que dans l'adulte, c'est absolument demander pourquoi le premier survit à une plus longue asphyxie que le second; et que, dans l'un et l'autre cas, c'est demander pourquoi l'organe où réside le premier mobile de la respiration et la moelle épinière conservent plus long-temps la faculté de recouvrer leur fonction dans le fœtus que dans l'adulte. Mais comme il est indispensable, pour qu'ils la recouvrent, que le cœur soit encore capable de leur envoyer du sang artériel, la dernière question peut être ramenée à celle-ci :

Sont-ce les organes dont il s'agit qui, quand ils ont cessé de recevoir du sang artériel, perdent leur faculté plus promptement avec l'âge; ou bien est-ce le cœur dont les forces respectives et les facultés diminuent graduellement? C'est à cette question que se réduit maintenant le problème; et c'est ainsi qu'il se simplifie à mesure que nous avançons.

N. B. Les questions dont je me suis occupé dans cet article me conduisaient naturellement à en examiner une qui a été agitée bien des fois: c'est de savoir si le sentiment subsiste après le supplice de la guillotine. Mais dans tout ce que j'ai dit ici, j'ai supposé l'hémorrhagie très-petite, ou même

(160)

j'en ai fait abstraction; tandis qu'après le supplice de la
guillotine elle est la plus forte possible. Je m'abstiendrai donc
de rien dire à ce sujet, jusqu'à ce que j'aie traité de l'hémorrhagie dans un des articles suivants. Je remarquerai seulement
que c'est dans la tête qu'on a voulu que le sentiment sub-
sistât, tandis que c'est dans le tronc qu'il se conserve le
plus long-temps.

Souvent aussi on a demandé de quelle manière le supplice
de la corde occasionait la mort: cette question n'en est plus
une depuis que la théorie de la respiration a été perfectionnée
au point où elle est. Mais les personnes qui en sont le mieux
instruites ne laissent pas de croire encore que c'était un trait
d'humanité de la part de certains exécuteurs criminels de
contondre fortement la moelle épinière en luxant les premières vertèbres cervicales, et que par-là ils abrégeaient
beaucoup les souffrances du patient en accélérant sa mort.
On conclura, je pense, de ce qui précède, qu'en supposant
que la corde interceptât complétement le passage de l'air,
la luxation des vertèbres ne pouvait rien ajouter à la promptitude du supplice. Cette pratique n'abrégeait donc pas les
souffrances, et elle les rendait beaucoup plus grandes; car je
suis persuadé que la plus violente douleur que puisse res-
sentir un animal, est celle qui résulte de la contusion ou de
la section de la moelle épinière : c'est du moins ce que j'ai
cru observer dans toutes mes expériences. Les grenouilles
elles-mêmes, dont assurément les sensations ne sont pas très-
vives, donnent des marques d'une très-grande douleur quand
on leur coupe la moelle épinière.

FIN.

BIBLIOTHEQUE NATIONALE DE FRANCE
3 7531 01150743 2

9 782014 439373